改訂新版

インプラント治療に役立つ
外科基本手技

― 切開と縫合テクニックのすべて ―

Basic Surgical Procedures for Implant Treatment

著者
河奈裕正
朝波惣一郎／行木英生

クインテッセンス出版株式会社　2015

Tokyo, Berlin, Chicago, London, Paris, Barcelona, Istanbul, Milano, São Paulo, Moscow, Prague, Warsaw, Delhi, Bucharest, and Singapore

初版への推薦のことば

　朝波惣一郎先生はヨハネスグーテンベルク大学口腔顎顔面外科において、Sheunemann教授の下で私とともに学んだ同僚であり、長年の朋友でもあります。そして河奈裕正先生は、私が口腔顎顔面外科の主任教授となって、朝波先生からお預かりした最初の日本人の口腔外科医です。河奈先生が特に歯周外科領域から口腔顎顔面外科領域の広範囲にわたるインプラント治療に関して、情熱をもって研究や臨床研修にあたられていたことは記憶に新しく、帰国後もインプラント外科に関する多くの共同論文を発表してくださっています。

　私も学生や卒後研修中の先生がたを対象に、テキストをいくつか執筆していますが、本書はインプラント外科の基本の詳細を知るうえで重要な役割を担っており、既存のテキストにはない内容が豊富に掲載されています。

　本書は、研修中の若い先生がたの臨床教育の資料として、また医育機関で十分にインプラントの卒後研修を受けることのできなかった先生がたにとっては、日常遭遇するであろう手術における、一つひとつの手技の解説書としてよく構成されています。できるだけ読者の立場に立った説明の心遣いには好感がもてます。

　指導者にとっては、手術指導の参考として、また症例を重ねている最中の先生にとっては良き相談相手として貴方の味方となって、インプラント外科に自信と意欲をもたせてくれることでしょう。

　本書が多くの先生がたの診療室で必読の書となることを期待しています。

2000年5月
Universität-Professor Dr. Dr. Wilfried Wagner
ヨハネスグーテンベルク大学口腔顎顔面外科 主任教授
ドイツ歯科医師会会長

初版　序

　本書は、インプラント外科手技の基本中の基本を述べている。そして、全章にわたり一貫して主張していることは、「非侵襲的な手術；atraumatic surgery」というたった一つのことである。

　縫合の仕上がりが悪かったり、運針時に歯肉をちぎった場合、「歯肉の創は放置してもいつかは自然治癒するだろう」と、そのまま手術を終えてしまってはいけない。丁寧で非侵襲的な手術を行うよう自らを律していくことが大切である。外科はヒポクラテスの時代から言われていたことであるが、医の倫理に帰するもので、計画の誤りや危険性の増大のない手術を心がけることがもっとも重要である。換言すれば、精神面と技術面とがともに備わっていなければ、手術は成功しないということである。

　さらに、最近の口腔内手術は、機能の回復を目的とするだけでなく、顔面や四肢における手術のように審美性が要求されてきている。特にインプラント治療における審美性の追求は、現在の流行であり、これからますます注目されるであろう。そこでは、歯肉弁移動術や粘膜移植など、多くのテクニックの習得が必須となるが、手術という行為自体の善し悪しにより予後が左右されることも多く、基本的な外科手技がいかに確実に発揮されるかが重要なポイントとなる。

　本書では、外科手術になじみの少ない先生方や研修医の先生方を対象に、手術に用いる器具や材料、切開や縫合といったインプラント手術に必要な外科手技の基本を一つずつ確認し、そのキーポイントとなる部分を解説していく。

　必要なテクニックは机上で学習するだけでは足りない。普段から器具を十分手で触り、持ち方や操作法、結紮法など、手術前に行えることは積極的に練習を繰り返しておくべきである。手に手技を記憶させることが良い手術を行うことにつながるのである。手術器具を座右に置いて読み始めていただければ幸甚である。

　最後に本書の企画、出版にあたり、終始ご指導いただきました朝波惣一郎先生、行木英生先生をはじめ、ヨハネスグーテンベルク大学口腔顎顔面外科、Wagner 教授、Kuffner 先生、Wahlmann 先生、慶應義塾大学病院および関連病院において惜しげもなく手術を教えて下さったすべての先生方、手術器具の開発経緯をご教示いただいたハセガワメディカル・長谷川貢様、クインテッセンス出版「Quintessence DENTAL Implantology」編集部、畑めぐみ様、山形篤史様、木村 明様に深甚なる感謝の意を表します。

平成12年5月
河奈　裕正

改訂新版　序

　初版から15年が経過した。

　当時、「Quintessence DENTAL Implantology」誌に予てから連載していた同名シリーズを成書にとのオファーをいただいていたが、口腔外科の基本手技に基づいた、インプラント手術の定番になるようなハードカバーの渋い本を出そうではないかと、上司であり共著者である朝波惣一郎先生と計画した。その頃、同じく共著者になっていただいた行木英生先生の頸部手術に心酔していた筆者は、まるで本のページをゆっくりめくりながら読み進み、慌てて読み返すこともなくそのまま読み終えるような、行木先生の手術の流れと指先の動きに魅了されていた。初版は、そんな魅力的な手術を多くの方にも共有していただきたいという一心で執筆した。したがって、部分読みではなく、最初から最後まで読破してはじめてご理解いただけるような内容を心がけ、出版に至ったという思い出がある。

　15年経った今、本棚にしまい込んでおくようなハードカバーではなく、特に若い先生に気軽に取り出して、何処ででも読んでいただけるようなソフトカバーとし、イラストもCG化する新版のオファーをいただいた。

　初版の序文で、本書が全章にわたり一貫して主張していることは「非侵襲的な手術：atraumatic surgery」という「たった一つのこと」であることを強調したが、このたびの改訂新版でもその主張に全く変わりはない。

　また、手術に必要な器具や材料、切開や縫合といった外科手技の基本の一つひとつを確認し、そのキーポイントを解説していくスタイルは、定番を目指していたが故に、15年後の改訂新版でも総じて同じままである。

　しかしながら、時代に即し、器材の発展や器具の改良に合わせて一部改変を行った。たとえば「ノミの使用法」の項では骨採取における超音波切削器の併用について述べ、また、現在発売されていない器材は割愛した。

　さらに、光沢のある金属器具の写真は自前での撮影は難しく、プロカメラマンにお願いしてスタイリッシュな一面も導入した。

　最後に改訂新版の出版にあたり再度ご指導いただきました朝波惣一郎先生、行木英生先生をはじめ、器具をプロのレンズを通して表現してくださったカメラマンの道端　亮様、手術器具の由来を生き字引のようにご教示いただいたオーラス社の三浦孝之様、連載時から今回の出版にいたるまでご尽力いただきましたクインテッセンス出版編集部長の畑めぐみ様、書籍編集部の木村　明様、初版の担当者で「Quintessence DENTAL Implantology」編集長の山形篤史様に深甚なる感謝の意を表します。

平成27年1月
河奈　裕正

CONTENTS
目　次

Chapter 1　メスの扱い方 ―切開―

1 基本的なメスの選択と使用法　12

2 審美領域での切開―前歯部インプラントにおける留意点―　15

3 切開における注意点　17

　　上顎連続欠損部での横切開　17／抜歯後早期の顎堤への切開　18／歯肉溝内切開　19

4 切開を行う際の患者への気配り　19

Chapter 2　フラップの扱い方 ―剥離法と把持法―

1 フラップの剥離―剥離子の使い方―　20

　　剥離の種類　20／骨膜剥離子の使用法　20／吸引管の使用法　22

2 フラップの把持と牽引―鑷子の使い方―　22

　　無鈎鑷子と有鈎鑷子　22／有鈎鑷子の使用法　22

Chapter 3　持針器の選択

1 縫合における持針器　26

2 持針器の選択　26

　　なぜウェブスター型持針器なのか　26／持針器の大きさ　27／持針器先端部の特徴を知る　28／持針器関節部について　29／カストロビエホ型持針器　30／その他の持針器　31／持針器総覧　31

Chapter 4　持針器の把持法

1 器械結びの要点　34

2 器械結び全操作　34

持針器の基本的な把持法　34／人差し指による針先のコントロール　35／運針時の手首の動き　39

Chapter 5　縫合針

1 縫合針　40

2 縫合針の扱い方　40

縫合針の長さと弯曲　40／針先の形態　42／縫合針の構造と把持法　45

Chapter 6　縫合糸

1 縫合糸とは　46

2 縫合糸の目的　46

3 縫合糸の種類と特徴　47

4 絹　糸　48

5 ナイロン糸　49

6 ePTFE糸　51

Chapter 7　縫合創の合わせ方

1 縫合の基本　52

2 縫合創の治癒と瘢痕収縮　52

3 縫合創を合わせるときに生じやすい問題点と解決法　54

結節縫合法　54／上顎単独歯欠損インプラントでの縫合創　54／triangular flapの問題点　54／Rehrmann plastyの問題点　56

4 縫合での心得　59

Chapter 8 結　紮

1 結　紮　60

2 器械結び　60
器械結びの特徴　60／器械結びの基本操作　61

3 縫合時の術者のポジション　62

4 器械結びの方法とポイント　62

5 コントロールリリース針　69

Chapter 9 剪刀の構造と種類

1 剪刀とは　70

2 剪刀の選択　70

3 剪刀の一般的構造　72

4 口腔手術での剪刀の種類　74
眼科剪刀　74／形成剥離剪刀　74／歯肉剪刀　76／抜糸剪刀　77／Cooper 剪刀　77

5 剪刀の重要性　79

Chapter 10 剪刀による軟組織の剥離

1 剪刀の役割　80

2 口腔軟組織での剪刀の役割　80

3 剪刀の基本的な把持法　81

4 剥離はメスか剪刀か？　81

5 剪刀による浅層の剥離　84

6 剪刀による深部での剥離　86

Chapter 11　縫合糸の切断

1 「切る」剪刀　90

2 縫合糸の糸切りの長さ　90

3 結紮後の縫合糸切断の剪刀操作　91

4 口腔内での縫合糸の切断　93

5 抜糸の基本　94

6 口腔内での抜糸　95

7 剪刀の応用範囲　97

Chapter 12　ノミの種類と使い分け

1 術野の確保　98

2 ノミの使用法　98

ノミの種類　98／ノミの使い分け　100／角ノミ　100／骨切り刀と角ノミの使い分け　101／
骨切り刀の使用上の留意点　101／インプラント手術における骨切り刀　103／
骨ノミの把持法と大きさ　103

3 マレットについて　105

Chapter 13　鉤の種類と使い分け

1 鉤と助手との重要性　106

2 鉤の種類　106

鉤の名称の由来　106／爪鉤　107／扁平鉤　108／
インプラント外科に利用できる顎顔面外科用の鉤　110／その他の鉤　112

3 鉤持ちをする手術助手の心構え　113

Chapter 14 特　講
―外科手技の基本をより深く知るために―
執筆：行木英生

- **はじめに** 114

1 手術に対するコンセプト 114

2 切　開 115
切開は必要にして十分の長さが必要　115／きれいな創傷治癒ははじめの切開が肝心　116／術後目立たない皮切創　117／切開に用いるメスの用途　117

3 出血と止血 117
出血　117／出血点の確認は手術の行方を左右する　117／
止血手段の選択は手術の進行と創傷治癒を左右する　118

4 剥　離 121
切開操作　121／剥離の手段と剥離操作　121／Traction と Counter traction　121

5 縫合と結紮 122

- **おわりに** 122

参考文献　123

索　引　124

著者一覧

河奈　裕正（かわな　ひろまさ）　慶應義塾大学医学部歯科・口腔外科学教室 准教授

朝波惣一郎（あさなみそういちろう）　前 国際医療福祉大学三田病院歯科口腔外科 教授

行木　英生（なめき　ひでお）　前 静岡赤十字病院 院長

Chapter 1

メスの扱い方
―切開―

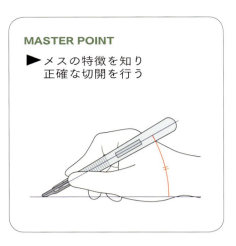

MASTER POINT
▶ メスの特徴を知り正確な切開を行う

　切開は、単に手術の開始を意味するのではない。その良否が手術全体に影響する重要なステップである。特にインプラント手術では、切開による瘢痕を目立たせないようにしたい場合や、創面の離開を避けなければならない場合も多く、ほかの口腔手術と比較しても、とても繊細な切開の技術が要求される。本Chapterでは、口腔内の状況に応じたメスの選択と上記の諸点を念頭においた切開操作のコツについて解説したい。

1　基本的なメスの選択と使用法

　最近の口腔外科や歯周外科で使用するメスの刃は、特殊な形態のものを除いてはディスポーザブル製品がほとんどである。かつてのメスは、刃先の切れが悪くなるたびに研いで使用していたので、メスごとの切れ味にばらつきが生じる可能性があった。また、刃を研ぐ手間や、研ぎ賃、優れた研ぎ師の不足も問題となっていた。ディスポーザブル製品の刃は、昔のよく研がれたメスと比較しても切れ味が良く、研磨のコストや時間もかからない。その代わり、刃の腰が弱くなったので、組織をこすり上げながら切り進むといった剥離の目的を兼ねた使用法にはあまり向かなくなった。しかし、メスは「切離するための道具」という本来の用途に純粋に戻ったと思えば問題とはならず、むしろ歓迎すべきことと思われる。ディスポーザブルのメスには、刃だけを交換する替え刃式と、柄付き式のものがある。コストの面からは前者が有利であるが、後者のほうがメスホルダーに刃を装着する手間が省け、刃の着脱による医療者側の事故も回避される。しかも軽量である。

　さて、口腔内で使用されるメスは、狭い領域での操作性の良さから、長さ12cmの大きさの柄（No.3）が適当で、刃先はNo.15（円刃刀）、No.12（弯刃刀）、No.11（尖刃刀）が使用される（*図1-1*）。

　これらの刃先は小型でいずれも細かな操作に適しているが、インプラント手術ではNo.15メスがもっとも使用される。No.15メスは、皮膚切開で用い

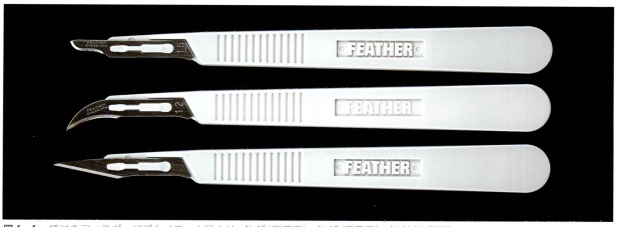

図1-1 柄付きディスポーザブルメス。上段より、No.15（円刃刀）、No.12（弯刃刀）、No.11（尖刃刀）。

胡弓執刀法と執筆執刀法

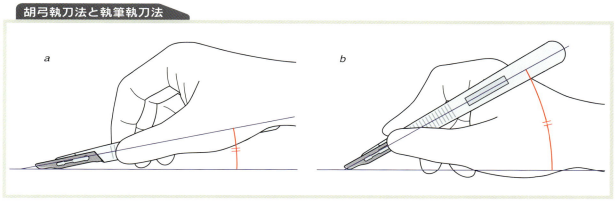

図1-2a, b メスの把持法。胡弓執刀法（**a**）と執筆執刀法（**b**）。執筆執刀法のほうが刃先の角度が調節しやすく小回りが利く。

る円刃刀（No.10）を小型化したもので、操作もNo.10メスに準じている。すなわち、丸く仕上げた刃の腹を効率よく使うためにメスをやや寝かせ、線を引くように滑らかに切離していくのが特長である。さらに、No.10メスと比較して先端の操作性に優れており、刃先をやや立てるように使用すればより細かな動きが可能となる。メスの把持法は、メスを寝かせて使用するときは胡弓執刀法（violin-bow holding）でもよいが、メスが寝る角度の分、組織への刃の接触距離が長くなるので、狭い口腔内での手術にはむかない。刃先の角度を立てて持っても、刃先のコントロールがつきやすく小回りの利く執筆執刀法（writing-pen holding）が、口腔内では適している（**図1-2**）。微妙な力加減の調整が行いやすく、多少の押し切りも可能である。

　No.15メスの特長は丸い刃の腹にあるので、粘膜骨膜弁の形成の際は骨面上を滑るように操作すれば、骨膜が鋭利に切離され後の剥離操作が容易になり、最後の縫合においても骨膜どうしをきれいに寄せることができる。

　No.15メスの基本操作は、手関節を十分柔らかくしてメスを持ち、切開の起始点と終点とで刃先をよく立てて終始点を明確にし、メスの移動時は刃の腹を利用して滑らかに切開していくことである（**図1-3**）。

　No.11メスは、執筆執刀法でのみ把持し、主に膿瘍切開など一気に深く切開するときに使用され、インプラント手術においては、用いる機会はなかなか見当たらない。

No.12メスとNo.15メスによる切開

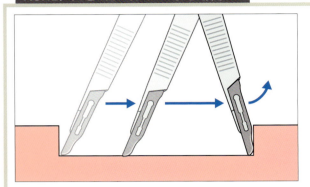

図1-3　No.15メスの基本操作。

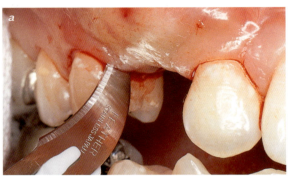
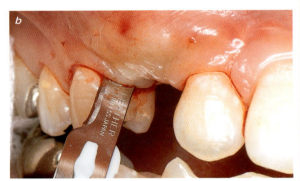

図1-4a,b　No.12メス(**a**)とNo.15メス(**b**)による歯肉溝内切開。No.15メスは切れがよいが、刃先が滑りすぎるので、慣れない術者はNo.12メスのほうが安全に操作できる。

　No.12メスは刃が内弯して先端が細くなっていることが特長である。このため、No.15メスよりも刃先の滑りは劣るが、逆に切開時に刃の腹が刃先よりも極端に先行しない。筆者らはこの内弯を歯根表面に沿わせるようにして歯肉溝内に刃先を挿入し、鋸を上下させて引くような操作、いわゆるソーイング(sawing)による歯肉溝内切開に利用している。特に、初心者、手首がどうしても固い者、患者の口角の緊張が強くメスの三次元操作が行いにくい場合などは、歯頸部に沿った操作が歯肉溝内を逸脱することなく細かく安全に行える(**図1-4a**)。No.15メスも歯肉溝内切開に使用されるが、不用意にメスを滑らせると歯肉溝を逸脱し余計な切開を加えやすいので、術者は手首、指先、刃先を十分に安定させ、時には両手でメスを把持して一気に刃先が進まないよう慎重に操作しなくてはならない(**図1-4b**)。なお、歯肉溝内切開については本Chapterでさらに後述する。

　これまではメスの形態的特徴を生かした切開法について述べてきたが、メスの種類に関係なく切開で重要なことは、解剖の熟知である。これは、単に一般的な解剖学的構造の理解だけでなく、個々のバリエーションの理解をも包括したものでなくてはならない。

Rehrmann plasty の応用

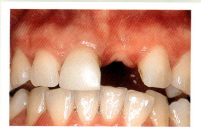
図1-5a 術前。

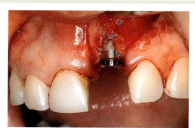
図1-5b 術中。

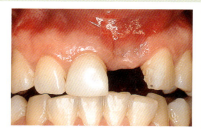
図1-5c 術後3か月。歯槽部の陥凹と付着歯肉の減少を認める。

縦切開を用いない手術

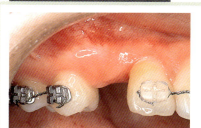
図1-6a 術前。

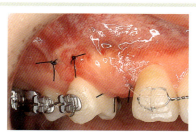
図1-6b 術直後(本症例では、triangular flapとし、近心縦切開を回避している)。

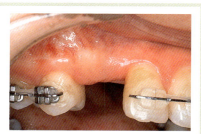
図1-6c 術後3か月。歯肉の形態変化が少ない。

2 審美領域での切開 ―前歯部インプラントにおける留意点―

　切開により生じる最大の問題点の1つに瘢痕形成がある。審美的結果の要求される前歯部インプラントでは、瘢痕に対する考慮は重要で、特に慎重に対処しなければならない。なかでも問題となるのは縦切開部の瘢痕である。縦切開は血流障害によるものと推測される創傷治癒の遅延をきたすことから、必要以上に行わないことが歯周外科で古くから推奨されてきた[1]。これに対し、インプラント外科では2回法インプラントでのRehrmann plastyの応用に代表されるように、切開創の確実な縫合閉鎖を目的として、縦切開と骨膜減張切開を併用し、粘膜の完全閉鎖に努めてきた[2]。しかし、フラップを牽引して縫合するため、唇側の角化歯肉が口蓋側に移動して粘膜歯肉境(mucogingival junction; MGJ)の位置に不整が生じ、粘膜骨膜弁に緊張もかかるため、唇側から見ると歯槽部が陥凹して審美性を大きく損なう結果となった(*図1-5*)。この医原性の醜形に対しては、二次手術時の歯肉弁根尖側移動術などによって対処しなければならないが、繰り返す縦切開によって瘢痕がさらに悪化することもしばしばみられた。このような反省により、現在では唇側に縦切開を加えない切開が好まれるようになっている(*図1-6*)。

それでは、なぜインプラント周囲の縦切開部で瘢痕が生じやすいのだろうか。それには以下の理由が考えられる。

　第1の理由として、歯牙欠損部の多くはすでに骨萎縮による唇側の陥凹がみられるが、それを意識せずに陥凹部の斜面に正面から垂直に切開を加え、実際は創面に対し、斜めにメスが入ってしまうことが考えられる（*図1-7*）。粘膜面に直角に切った創は鋭利であり、縫合時の創面が正確に合うので、治癒も早く瘢痕も少ないが、斜めに切れた創はフラップ辺縁の瘢痕収縮によって、創面の各部に異なった張力が働くため、治癒も遅く瘢痕の量も増加する（*図1-8*）。

　第2に、縫合時のフラップの口蓋側への移動にともなって粘膜歯肉境も移動し、周囲の歯肉とフラップとの色や厚みのズレが目立つようになることが挙げられる（*図1-5*）。

　第3に、二次手術時に歯肉弁根尖側移動術を行う場合、2本の縦切開線のデザインが平行にならずに末広がりになりすぎると、縫合時にフラップに無理な張力が加わって瘢痕を生じやすくなることが挙げられる（*図1-9*）。

　以上の理由からだけでも縦切開は審美性を損ないやすいことがわかる。しかし、角化歯肉の供給が必要な場合は、歯肉弁根尖側移動術だけでなくロール法（上皮除去有茎結合組織移植）や遊離粘膜移植・遊離結合組織移植など、縦切開を含む複雑な切開を必要とすることもある。機能性の獲得は長期的な審美性の獲得に大きく影響するので、必要な切開は加えられるべきである。ただし、前述のメスの選択、使用法、解剖学的状況をよく検討したうえで思慮深くていねいな切開が行われるべきである。

　さて、これまで歯槽堤の形態不整の対応について軟組織レベルでの話に終始してきた。しかし、インプラント治療における審美的再建は、骨の再建が十分行われ、アバットメントと上部構造の形態が天然歯に近い形態をとることがもっとも重要である。長期的にみると、軟組織の形態は両者に誘導されて形態変化してくることが多い。審美性に配慮した最近のインプラントシステムでは、一様にこの骨と補綴物の重要性が強調されている。

縦切開部における瘢痕形成の理由

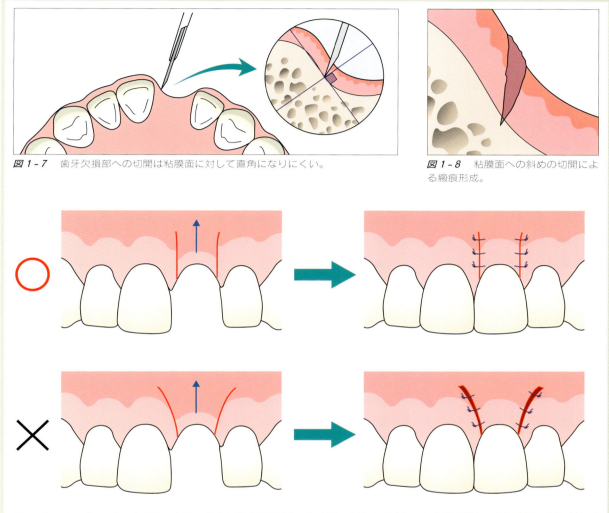

図1-7 歯牙欠損部への切開は粘膜面に対して直角になりにくい。

図1-8 粘膜面への斜めの切開による瘢痕形成。

図1-9 インプラント二次手術における歯肉弁根尖側移動術。切開線の裾を広げすぎると粘膜移動後に縦切開部の創面が寄りにくく、後の瘢痕形成につながる。

3 切開における注意点

　オムニバス形式ではあるが、日常のインプラント手術で遭遇しやすい切開に関係する話題をいくつか取り上げる。

3-1 上顎連続欠損部での横切開

　上顎連続欠損部での粘膜骨膜弁の横切開時に、歯槽骨頂の予想部位に切開を行ったが、いっこうにメスの刃先が骨面に達せずに難渋することがある。多くは、メスの刃先が咽頭方向に傾き、歯槽骨の口蓋面に沿って深く入って

狭小化した顎堤

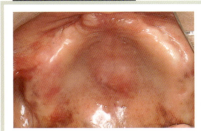
図1-10a 術前の顎堤。

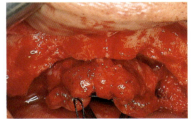
図1-10b 連続歯牙欠損部の歯槽骨幅は、実際は狭小化していることが多い。

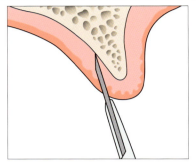
図1-10c 顎堤幅があっても骨の萎縮が多い場合、切開の方向を誤りやすい。

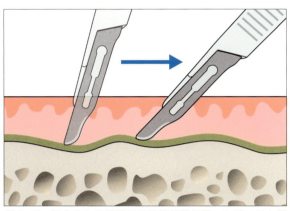
図1-11 凹凸のある骨面での粘膜骨膜切開。No.15メスを用い、刃先は上下しても確実に骨面をとらえるようにする。

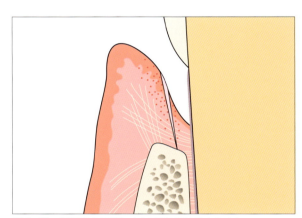
図1-12 歯肉溝内切開における瘢痕は目立たない。

いってしまう場合が多い。無歯顎をはじめ、すでに長期に義歯を装着していた上顎連続欠損部位は、見かけ上の歯槽堤は十分な幅があっても実際の骨幅は狭く、歯槽骨頂を刃先でとらえにくいことを切開前に頭にいれておくべきである。術前にCTで粘膜と骨との位置関係を把握したり、切開前に探針などで粘膜下の骨の位置をあらかじめ確認しておくことも対策の1つである（図1-10）。

3-2 抜歯後早期の顎堤への切開

最近のインプラント外科では、抜歯後の歯槽堤の萎縮が進行する前にインプラントを埋入し、荷重下で歯槽堤の維持を図っていく抜歯後即時埋入インプラント法の発想が定着した感が強い[3]。しかし、実際の埋入時期は、抜去歯の歯周組織の感染や、患者のインプラント治療に対する同意に必要な期間の問題から抜歯後即時埋入の機会は少なく、6～10週程度経過した後に埋入手術が行われる場合が多い。この時点での問題は、軟組織が治癒していても骨面はいまだ粗造で、時には抜歯窩に線維組織が入り込んでいる場合もあることである。このようなときの粘膜骨膜切開は、ソーイング操作で入り組んだ骨面を確実にとらえていることを指先に感じながら行うとよい。骨膜を十分切離できないと次の剥離操作も困難となる（図1-11）。

マイクロサージェリー用メス

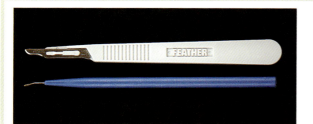

図1-13a マイクロサージカルスカルペル（下）。先端に10°の角度をつけた円刃刀で、歯科領域では根尖切除術や歯科外科への応用で人気がある。大きさの比較としてNo.15ディスポーザブルメス（上）を提示した。

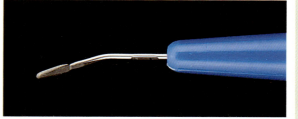

図1-13b マイクロサージカルスカルペルの刃先の拡大。

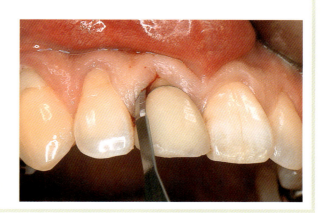

図1-13c 抜歯後即時埋入インプラントでの歯周靱帯の切離に応用。

3-3　歯肉溝内切開

歯肉溝内切開の利点は瘢痕が歯肉溝内に隠れ、審美性に優れることである（**図1-12**）。さらに細やかな切開を行うために、前記のNo.15メスの滑らかな操作性とNo.12メスの先端の細さを併せ持ったマイクロサージェリー用のメスを用いることがある（**図1-13a,b**）。歯肉溝内切開だけでなく、ペリオトームのごとく、歯周靱帯深部までの切離も行え、抜歯後即時インプラント埋入術のときの非侵襲的な抜歯に応用することもできる（**図1-13c**）。

4　切開を行う際の患者への気配り

患者は手術中の会話に敏感である。特に「切る」「メス」という言葉は患者に過度の緊張を与え、好ましくない。手術中にメスの交換が必要で、外回りの介助者にメスを出してほしいときは、メスと言わずNo.で呼称し、「No.15ください」といった表現を用いたほうが患者を怖がらせない。介助者が術者にメスを渡す際も同様の気配りが必要である。

Chapter 2

フラップの扱い方
―剥離法と把持法―

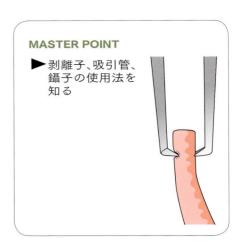

MASTER POINT
▶剥離子、吸引管、鑷子の使用法を知る

1 フラップの剥離―剥離子の使い方―

1-1　剥離の種類

　一般外科における剥離では、臓器や新生物と周囲組織との間の剥離がもっとも重要視されるが、インプラント外科においては、歯槽部を中心に扱うことから、骨膜の剥離（full thickness flap：粘膜骨膜弁）と歯肉の部分的な剥離（partial thickness flap：粘膜弁）が話題となる。partial thickness flap は、2回法インプラントの二次手術で頻用されるが、フラップを穿孔させないように丁寧に操作することが要求され、特に組織の薄い部分では注意が必要となる[4]。これについては Chapter 10 で述べることとし、本 Chapter では full thickness flap すなわちインプラントの一次手術を中心に行われる粘膜骨膜弁の剥離について述べる。

　full thickness flap を正確に剥離形成するには、まず第1に骨膜をしっかりと切離することが重要である。骨膜が十分に切離されていない場合、剥離子の先端が骨面に到達せず、そのままフラップを挙上していくと切開線上の骨膜と周囲組織を引きちぎることになってしまう。歯肉が薄い部分での骨膜の切離では、メスの刃が容易に骨面に達し、メス（No.15）の腹が骨面を確実にとらえながら滑るように操作できるので問題はない。しかし、歯肉が厚い部分や口蓋側、フラップの角部などのメスの操作性が悪い部分、抜歯窩の治癒が不十分な歯槽骨頂部では、意識的に骨面をとらえるようにしないと骨膜が切離されない部分を残しやすい（Chapter 1 *図 1-3 , 11*）。

1-2　骨膜剥離子の使用法

　剥離子は骨膜剥離子と粘膜剥離子に大別される。骨膜剥離子は片刃となっており、強固に骨面に付着した骨膜を片刃の切れによって骨面から剥がす役割を担っている。一方、粘膜剥離子は粘膜内を鈍的に刃先を進めるため、先端が鈍な両刃となっている。したがって、粘膜骨膜弁の剥離挙上のための器具は、当然のことではあるが骨膜剥離子を選択し、粘膜剥離子を代用するべきではない。剥離子先端が一度骨膜下に入ってしまえば、粘膜剥離子での骨

骨膜剥離子

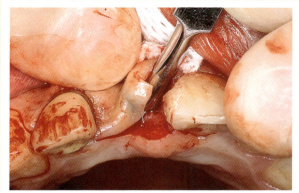

図2-1a　フラップの剥離開始時や歯間乳頭部などの細部では、先端の小さな剥離子を使用する。

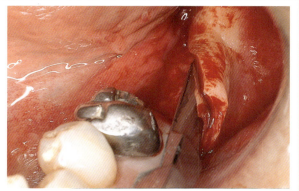

図2-1b　視野の良い部位では、フラップの断端が剥離されたら先端の大きな剥離子に替えて剥離すると効率がよい。

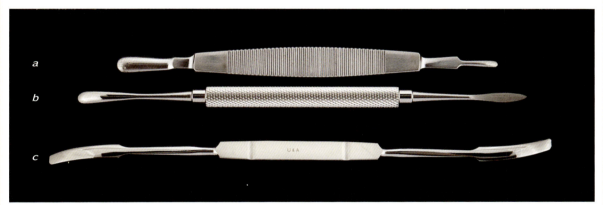

図2-2　骨膜剥離子（*a*, *b*）と粘膜剥離子（*c*）。粘膜剥離子のほうが先端が鈍である。

膜剥離も可能だが、前述したような骨膜がわずかに切離されていない部分や、抜歯後などで骨面と軟組織が癒着している部分が残存していると、先端が鈍である粘膜剥離子では組織を引きちぎってしまうことになる。また、明らかに骨膜が切離されていない部分が生じた場合は、骨膜剥離子の先端で骨膜切離をするのではなく、再度鋭利なメスで切離を行い創面を明確にするべきである。

　骨膜剥離子は、細かな操作が要求されるフラップの断端や歯間乳頭部では先端が細くて小さいものを、また一度剥離を開始したら、効率よく剥離しやすい、先端がやや幅広のものを使用すると便利である（*図2-1*）。筆者らは、大小の両端を兼ね備えた骨膜剥離子を使用している（*図2-2*）。創面が粗造であると縫合後の瘢痕形成につながりかねないので、フラップを鋭的に操作することは切開時だけでなく、剥離においても十分に意識しなければならない。剥離の範囲は手術内容にもよるが、最近は歯肉に対する審美的要求から切開を小さくする傾向にあるため、それに続く剥離の範囲も小さくなってきている。ただし、神経損傷や骨穿孔などの術後併発症を防止するために、オトガイ孔や鼻腔底の位置を明視野におきたい場合などは、フラップを十分に剥離して解剖学的状況を直視下で確認しながら手術を進めるべきである[5,6]。

1-3 吸引管の使用法

オトガイ孔明示のための骨膜剥離は、操作中に器具でオトガイ神経を損傷することのないように注意を払わなければならない。先端の細い外科用吸引管を術者自身が握り、剥離子の動きに合わせて吸引管を操作して、剥離子先端が出血の影響を受けることなく、つねに明視野におかれるようにすると安全である（*図2-3*）。なお、金属製の吸引管は先端にバーなどによる損傷がないかを術前に確認しておき、断端が神経を傷つける恐れのあるものは交換するか、最初からディスポーザブルタイプの吸引管を使用するとよい（*図2-4*）。

2 フラップの把持と牽引—鑷子の使い方—

2-1 無鉤鑷子と有鉤鑷子

インプラント外科で扱うフラップは、歯肉粘膜という脆弱で繊細な組織から成っている。そのフラップを把持したり、引き寄せたりするのが鑷子（ピンセット：forceps;Pinzette）（*図2-5*）である。執筆に際し、形成外科、歯周外科を中心に多くの手術書を紐解いたが、意外にも鑷子に関する記載は少ない。縫合法を細かく説明しているのに、縫合をリードしているはずの鑷子をまったく扱っていないものもある。さらに、記載のあるものでも無鉤鑷子の使用を推奨するものもあれば、有鉤鑷子を推奨するものもある。両派ともに「組織損傷を最小限にするためである」と、同じ理由を主張しているので読者側は混迷してしまうだろう。筆者らは、有鉤鑷子をもっとも頻回に使用している。しかも、無鉤鑷子の利点を生かした使い方をしているので紹介したい。

2-2 有鉤鑷子の使用法

フラップの把持法は、形成外科における皮膚での場合、単鋭鉤（スキンフック）をフラップの内面にかけて引き寄せを行い、皮膚面には鉤や鑷子をかけない方法がもっとも非侵襲的（atraumatic）であるとされている。しかし、インプラント外科で扱う口腔という複雑な部位での単鋭鉤の操作は難しく、鉤先で粘膜を貫通させたり、ちぎってしまうことにもなりかねない。したがって、口腔粘膜の把持は鑷子を使用することが現実的である。そして、フラップに強圧をかけずに把持するような鑷子の使い方が要求される。フラップは、無理に引っ張らなければ断端を強くつかむ必要もないので、無鉤鑷子、有鉤鑷子どちらで把持しても十分に創面を合わせることができる。しかし、骨移植やサイナスリフトの縫合時など、通常よりフラップを強めに把持したり牽引する場合もある。

吸引管

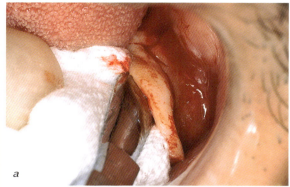
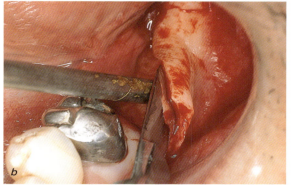

図2-3a, b 骨膜剥離時の出血対策（例、オトガイ孔付近）。ガーゼによる血液拭去（**a**）は止血に効果的だが、オトガイ神経周囲など剥離子操作中もつねに明視野を確保しておきたい場合は、吸引管を使用するほうがよい（**b**）。

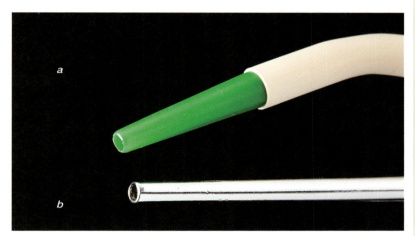

図2-4 吸引管の先端。ディスポーザブルチップを用いる（**a**）か、先端の丸い新品を用いる（**b**）。

鑷子

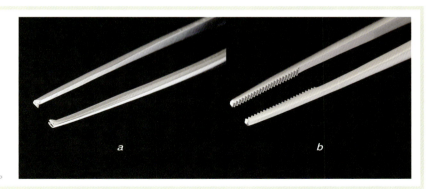

図2-5 有鉤鑷子（**a**）と無鉤鑷子（**b**）。

Chapter 2　フラップの扱い方 —剥離法と把持法—

鑷子の使用法

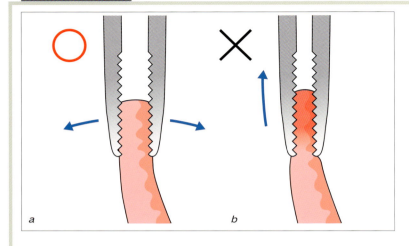

図2-6　無鈎鑷子の使用法。牽引の必要のないフラップの軽い把持に使用する（**a**）。強い牽引は断端の圧迫損傷につながる（**b**）。

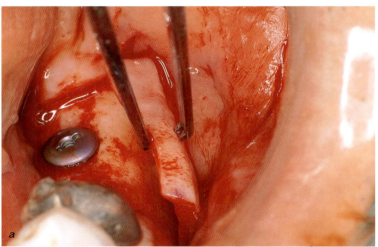 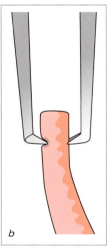

図2-7 a, b　有鈎鑷子の使用法。2双部をフラップの粘膜面、単鈎部を内面にして把持すると非侵襲的である。

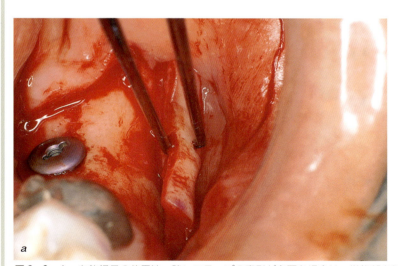 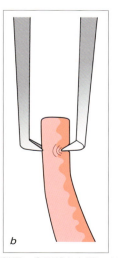

図2-8 a, b　有鈎鑷子の使用法。強いフラップの牽引が必要な場合は、単鈎部を粘膜面、2双部を内面にすると侵襲的ではあるが確実に把持できる。

臼歯部における鑷子の選択

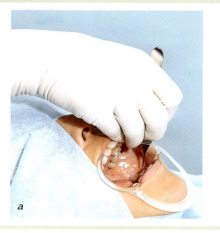
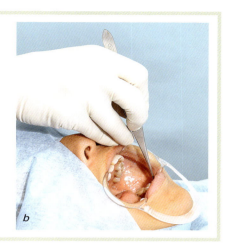

図2-9a 臼歯部手術では柄の短すぎる鑷子は操作性と視野の確保に劣る。
図2-9b 臼歯部では15cm程度の長さの鑷子が無理なく使用できる。

　無鉤鑷子は、フラップをあまり動かす必要のない場合、すなわち緊張のない状態が保てる場合のみフラップ断端を非侵襲的に把持できるが、引っ張り上げるような牽引操作を加えるときは、広範囲の面積でフラップに圧迫を加えやすく、圧迫された粘膜は機械的損傷や血流障害を起こしかねない（*図2-6*）。したがって、筆者らはフラップをつかんで引き寄せる機会の多い口腔内では、有鉤鑷子が有利だと考えている。しかし、有鉤鑷子では圧迫損傷は回避できても、尖った鉤の先端で粘膜を傷つけ侵襲的（traumatic）な把持になる可能性も秘めている。

　ここで、日常使用している有鉤鑷子（3点支持式、マッカンド型、アドソン型）の先端を指で触れてみていただきたい。鉤が1つになっているほうの先端は尖っているとはっきり感じられるが、鉤が2双になっているほうの先端は尖鋭感がない。したがって、非侵襲的につかみたい粘膜面に鑷子の2双のほうがくるように、そして侵襲的ではあるが、フラップを確実にとらえることのできる単鉤のほうを内面にくるように把持すれば粘膜面に優しく、かつ引き寄せ操作に効果的なフラップの把持が可能となる（*図2-7, 8*）。特殊な場合としては、上顎臼歯部口蓋側でのフラップの扱いが挙げられる。この部位は歯肉組織が厚く硬いので、フラップの可動性が悪く、完全閉創のために比較的強いフラップの牽引が必要となる。このような場合は、逆に単鉤のほうを粘膜面、2双のほうを内面にして把持して引き上げる。侵襲的ではあるが確実なフラップ牽引が行える。

　有鉤鑷子のなかでも、フック鑷子（2点支持式）は両先端が細い単鉤になっているため、軽くつまむ程度では非侵襲的だが、フラップの引き寄せ操作を行うと、鉤先端がフラップに食い込んでしまい好ましくない。フック鑷子は皮膚縫合での閉創時に多用されるが、内層縫合がすでに行われフラップの緊張がなくなっている状態で用いられているのであって、フラップの牽引が必要な場合では使用しない。

　フラップの把持は、そのフラップの緊張度、牽引の必要性、粘膜の厚さ、手術部位（*図2-9*）、歯肉の審美性に与える影響などを考慮して鑷子を選択使用し、フラップ断端近くをつかみすぎないことなど、組織損傷を最小限にするような細かな配慮の下に行われるべきである。

Chapter 3
持針器の選択

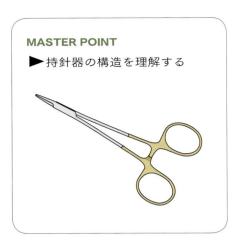

MASTER POINT
▶持針器の構造を理解する

1 縫合における持針器

　インプラント外科における縫合は、単に切開創を元に戻すことを目的に行うだけではなく、歯肉弁移動術や粘膜移植術など、新たな環境をインプラント周囲に与える場合にも重要となる。したがって、最良の形態と機能が獲得できるように縫合を行うべきで、瘢痕を目立たせないように仕上げることに努めなければならない。
　本 Chapter から Chapter 6 まで、縫合に関する基本について述べていきたい。
　本書ではこれまで、非侵襲的（atraumatic）な外科操作を心がけることを強調してきた。これは縫合においても同様である。非侵襲的な縫合を行うために欠かせない器具の1つに、組織への侵襲度が少ない糸付きの縫合針（無傷針、atraumatic needle）がある。この糸付き縫合針の利点は1本の糸で何針も縫合できる点にあるが、これと密接に関係している結紮法が、持針器を用いて行う器械結び（instrument tie）である。
　非侵襲的な手術を目指すインプラント外科では、この器械結びの習得が必須となる。その縫合のポイントや勘所について解説したいが、その前に器械結びに重要な役割を演じる持針器の話から入りたい。良い手術は良い道具を揃えることから始まるからである。

2 持針器の選択

2-1　なぜウェブスター型持針器なのか
　それでは、どのような持針器が器械結びにむいているのであろうか。結論

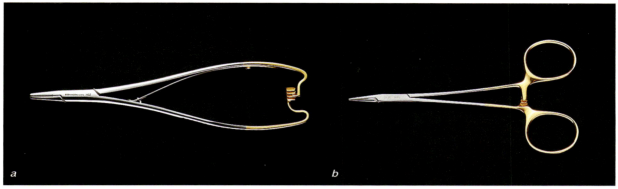

図3-1a,b　マチウ型持針器（a）とウェブスター型持針器（b）。

から言えば、多くの先人が成書で述べているように、筆者らもまた、ウェブスター（Webster）型持針器を勧めたい。それらの成書のなかでは「ウェブスター型持針器が器械結びに使いやすいので」としか書かれておらず、納得できる理由が見当たらない。そこで、少し持針器そのものを理解するための解説をしておきたい。

持針器は用途によって異なるが、把持法を基準に大別すると、手のひらで柄部全体を把持するマチウ（Mathieu）型と、指を把持部の輪に通して持つヘガール（Hegar）型に分けられる。

マチウ型持針器は、太い角針をつかんでも先端部が傷みにくく耐久性に優れているが、重くてバネの力が強く、操作時の動作が大きくなるために細かい繰り返しの縫合にはむかない。口腔領域でもバネを柔らかくした小型のものが使われてきたが、先端部や関節部が糸付き針を扱うことを意識した構造にはなっていないものも多い（後述）。

一方、ヘガール型では、これと同形でヘガール型よりも軽量、先端や柄が細く仕上げてあるウェブスター型持針器があり、繰り返しの細かい縫合に適している（図3-1）。ウェブスター型は顔面皮膚縫合が主たる用途であったが、その繊細さから口腔内での薄い粘膜での複雑な縫合や、前歯部での審美性を重視した縫合にも適している。

マチウ型でもウェブスター型でも、持針器のコントロールが良好に行えれば運針の正確さに大差はない。しかし、器械結びのことまで考えると、手首の三次元的な動きがとりやすいウェブスター型がよい。手のひら全体で把持するマチウ型では手首の動きが単純な回内運動と回外運動に制限されてしまい、いわゆるスナップを利かせた手首の動作が行いにくいのである。したがって、筆者らはインプラント手術にはこのウェブスター型を好んで使用している。そこで本Chapterでは、ウェブスター型持針器を中心に話を進めたい。

2-2　持針器の大きさ

皮膚縫合でのウェブスター型持針器は、長さ11〜13cmのものが扱いやすい。しかし、口腔内では皮膚縫合の場合と異なり、大臼歯部など深部での縫合も行うため、持針器の先端が奥まで届くように、やや長い14〜16cmのものが使用しやすい。鑷子と同様に持針器が短すぎると把持する手が口腔の入り口を塞いで視野が悪くなり、手首の自由な動きも制限されてしまう（Chapter 2　図2-9参照）。

持針器先端部

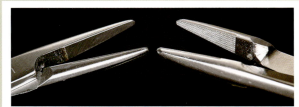

図3-2　格子タイプ（右）と目無しタイプ（左）。

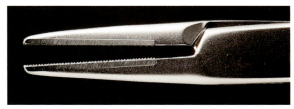

図3-4　持針器先端に組み込まれたタングステン・カーバイド製のチップ。

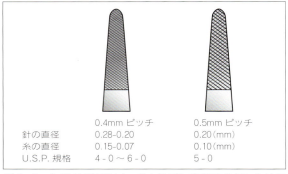

	0.4mm ピッチ	0.5mm ピッチ
針の直径	0.28-0.20	0.20(mm)
糸の直径	0.15-0.07	0.10(mm)
U.S.P. 規格	4-0～6-0	5-0

図3-3　先端把持面のピッチと針ズレを起こさないために推奨される縫合糸の規格。

　長さ14cmと16cmのいずれが良いのかは、術者の手の大きさや把持感によってそれぞれに決めればよい。手が大きな術者や、今まで堅固なマチウ型を長く使ってきた術者にとっては、柄全体が細身に仕上げてあるウェブスター型は、手の中で弱々しく感じられるかもしれない。しかし、ウェブスター型にもさまざまな亜型があるため（後述）、学会ブースなどで実際に確かめて自分に合ったものを探してみるとよいだろう。

2-3　持針器先端部の特徴を知る

　針を把持する先端部は、持針器のもっとも重要な部分である。両先端のズレがなく、使用する針に合った先端幅をもったものを選択するべきである。先端幅が大きすぎると、繰り返しの使用やきつく握りすぎることにより、針が曲がる原因になり、逆に先端幅が小さすぎると把持力で針が回転してしまうことになる。しかし、前項で述べた長さ14～16cmのウェブスター型の先端は、口腔で通常使用する長さ13～17mmの針の彎曲に合わせた先端幅のものがほとんどなので問題はないであろう。

　把持面の形態については、ウェブスター型では斜めの格子の入ったタイプと目無しのタイプがある（**図3-2**）。格子タイプは、使用する針の太さに応じて格子の目の間隔が異なり、確実な針の把持ができるように工夫されている。一般に長さ14～16cmのウェブスター型では、直径0.2～0.3mmの針に合った格子目（0.4～0.5ピッチ）が付けられており（**図3-3**）、長さ13～17mmの針の直径が0.2～0.3mmであることから、口腔用として適した先端の加工となっていることに納得がいく。

　格子タイプの欠点は、格子の山となる部分が針を繰り返し挟むことで摩滅していくことであるが、耐久性を持続できるように把持面にタングステン・カーバイド製チップをはめ込んだものも多い（**図3-4**）。一般にダイヤモンドジョーと呼ばれているが、これはチップの商品名ダイヤチタニットが転じたもので、ダイヤモンド製チップを組み込んだものではない。

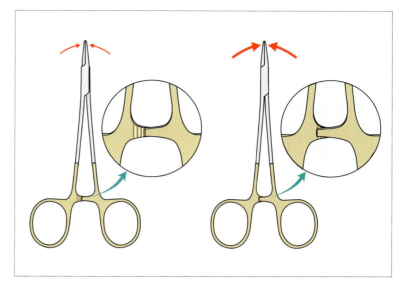

図3-5 ロックの位置による把持力の違い。1つ目のロックで把持するほうが針を傷めない。

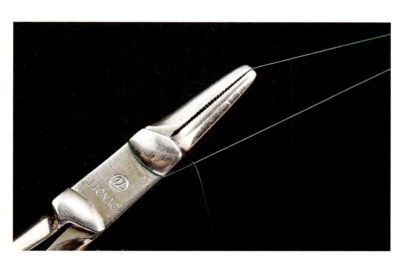

図3-6 マチウ型では関節部で糸が引っ掛かりやすいものがある。

　一方、目無しタイプは把持面が平面なので、糸をつかんだり牽引したりしたときの糸の損傷が、面の凹凸がある格子タイプよりも少なくてすむ。しかしながら、先端の硬化処理を施していないものも多く、長期の使用で摩耗してくると把持面どうしの隙間が生じる可能性があるので、太めの針を強い力で把持しすぎないように注意するべきである。

　筆者らはダイヤモンドジョーであれば、格子タイプでも目無しタイプでも使用している。むしろ大切なことは、針を把持するときのロックは1つ目の弱いほうにするなど、把持面への気遣いを怠らないことである（**図3-5**）。

2-4　持針器関節部について

　持針器選択時の留意していきたい点に関節部の構造もある。持針器にはさまざまな様式の関節構造があるが、マチウ型持針器に多いネジ止め構造や横止め構造のものは、両柄の交差部に糸が引っ掛かりやすいため、使用するべきではない（**図3-6**）。

その他の持針器

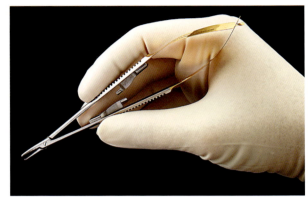

図3-7 カストロビエホ型持針器。

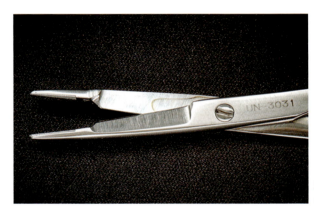

図3-8 ハサミ付き持針器（オルセンヘガール）。先端と関節部との間にハサミを備えている。

　その点、ウェブスター型の関節部は、箱形構造をしており交差部で糸を挟む心配は少ない。以前は先端部と関節部の間の溝が角張り、糸が引っ掛かる可能性もあったが、現在のものは両柄の適合も良く、溝周囲の角部も丸めてあり、糸を傷つけたり挟んだりしないようになっている製品がほとんどである。ウェブスター型はこの点でもよく考えられた持針器である。器械結びのたびに糸が引っ掛かっていたのでは、糸が傷んで切れやすくなるばかりか、術者のストレスにもなり好ましくない。

　関節部では開閉時の動きの固さも重要である。持針器の場合、はじめから動きの悪いものは時間が経っても良くはならないので、抵抗なくスムーズに動くかどうかを必ず購入時にチェックする必要がある。

2-5　カストロビエホ型持針器

　持針器にはこのほか、カストロビエホ（Castroviejo：カストロビージョ）型がある（**図3-7**）。本来、マイクロスコープ下の神経縫合や血管縫合のために開発されたこの型は、ペンホルダー式に指先で軽く持ち、手首を固定して操作を行う。先端部がストレートのもので約45°、弯曲したものでは約180°の先端作業域が得られるように作られており[7]、指先を中心とした細かな操作が可能で、狭い部位での縫合が容易になる。

しかし、手や手首を安定させるために広範囲のレストを必要とし、また、持針器先端が細く傷みやすいことから、8-0～11-0用の極細の縫合針に対してのみ使用することに配慮しなくてはならない。

このカストロビエホ型はロック部に工夫がなされ、ロック解除時の先端のブレがほとんどないという利点がある。そのため、これを口腔内、特にインプラント外科や歯周外科に好んで使用している術者もおり、実際、一部の歯周外科用器材カタログにも掲載されている。

しかし、口腔領域で頻用する4-0や3-0用の針を把持してもいいように、新たに加工しているわけではない。少なくとも確認し得た2つの発売元では、マイクロサージェリー用のものをそのまま転用して販売しているとのことであった。最近のものは耐久性が良くなっているとはいえ、発売元も5-0用の針より細かい針の使用を勧めており、4-0や3-0用の針を不用意に把持しないようにしたい。

インプラント外科では、細い糸による縫合ですむような緊張のかからない部位のみにカストロビエホ型を使用すべきであり、使い勝手の良さだけを理由に通常の粘膜縫合にも汎用することは慎むべきである。

2-6　その他の持針器

欧米ではロック機構のないGillies型、Kilner型を好む術者もいる。しかし針を落とすことを避けるため、ロック機構があるものを口腔内では推奨したい。

その他、ハサミ付きの持針器もある（**図3-8**）。これは皮膚縫合など比較的視野の良い部位で、助手なしに一人で縫合するときに便利である。しかし、ハサミ部分が持針器の先端よりも柄に近い部分にあるので、口腔内、特に深部での糸の切断時などは視野が悪く、持針器先端で周囲組織を挟んだり、歯が邪魔をし、かえって操作に長時間を要することがある。

2-7　持針器総覧

一般的な持針器のそれぞれの特徴を次ページに示す（**図3-9**）。

一般持針器総覧

メイヨーヘガール

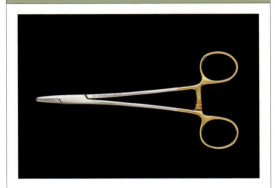

【用途】
外科領域全般にわたり使用される
【長さ】
16・18・20cm
【特徴】
ヘガールのメイヨー型。やや丸みを帯び丈夫な形状、一般外科で汎用

ウェブスター

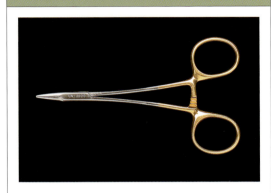

【用途】
細かく繊細な縫合用
【長さ】
13cm
【特徴】
丸みを帯び柔軟、繊細な縫合用。先端に目付き・目無しあり

オルセンヘガール

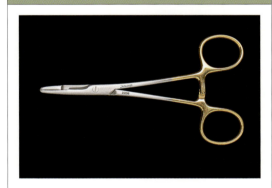

【用途】
剪刀に持ち替え不要
【長さ】
14・16.5cm
【特徴】
剪刀付きの持針器。そのため、やや動きが固くなる

クライルウッド

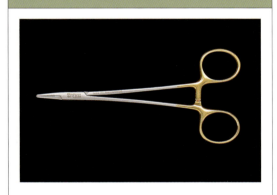

【用途】
深部などに使用される
【長さ】
15・18・20cm
【特徴】
シャフトが長く、15cmは口腔内用に汎用

図3-9　一般持針器総覧。
・長さは代表的な規格を掲載。

ライダー

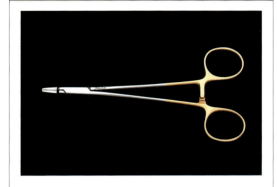

【用途】
深部での小さい針の縫合用

【長さ】
13・15・18cm

【特徴】
小さい針をつかむ先端の視野を妨げないよう、先端部の厚みのみを薄くしてある

カストロビエホ

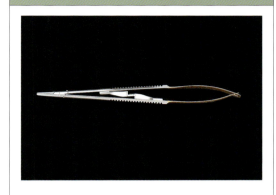

【用途】
マイクロサージェリーなどの、より細かな縫合に

【長さ】
14.5・18cm

【特徴】
軽い力で操作可能

マチウ

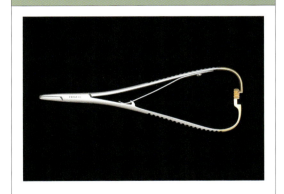

【用途】
大きめの針の把持に向く

【長さ】
14・17・20cm

【特徴】
耐久性があり、針の把持力が強く針が安定

マチウ改良型

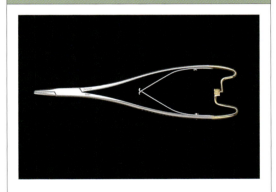

【用途】
大きめの針の把持に向く

【長さ】
14・17・20cm

【特徴】
ラチェット部がグローブなどに引っ掛からない位置に改良されている

Chapter 3 持針器の選択

Chapter 4

持針器の把持法

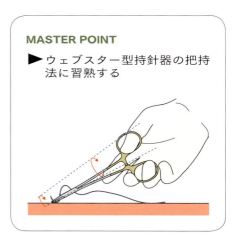

MASTER POINT
▶ウェブスター型持針器の把持法に習熟する

1 器械結びの要点

　縫合における組織侵襲を最小限にするためには、針付き縫合糸の使用が勧められるが、これを無駄なく使いこなすには、器械結びの習得が必須である。手で結ぶと糸の無駄が多いが、持針器を用いれば、無駄な糸は少なくてすむ。しかし、その器械結びも習熟していない術者にとっては、逆に縫合しにくかったり、操作が煩雑になり、フラップに過度の損傷を与えてしまうこともある。単に器械結びの結紮手順を述べるだけでは手技に習熟し、コツをつかむことにはつながらないと思われるので、本Chapterでは少し話の範囲を広げ、持針器を手に把持し針を組織に刺入するところから、結紮を行い糸を切断するところまで、操作の流れに沿って解説したい。

2 器械結び全操作

2-1　持針器の基本的な把持法

　正確で非侵襲的 (atraumatic) な運針を行うには、どのように持針器を持てばよいのだろうか。口腔は形態が複雑なために臨機応変に持針器を持ち替えなければならない部位であり、各人がそれぞれに慣れた持ち方をすれば、もっともリラックスした柔らかで正確な縫合が行えることはいうまでもない。しかし、器械結びでのウェブスター型持針器には基本となる把持法がある。ここでは、まずその基本について述べることにする。

ウェブスター型持針器の基本的把持法

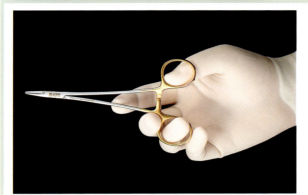

図4-1a 手のひら側から見た場合。親指と薬指を輪に通す。中指と小指は薬指を通した輪を前後から挟んで安定させる。

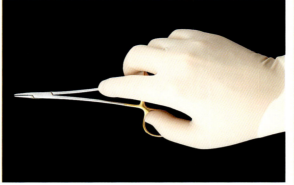

図4-1b 手背側から見た場合。人差し指は軽く曲げて持針器脚部に添える。指を曲げることで持針器の円周運動の後半でのブレが防止できる。

　ウェブスター型持針器の把持法の基本は、親指と薬指を把持部の輪の中に通し、中指と小指で薬指側の輪を外側から支え、人差し指は持針器の右脚に軽く立てて添える方法である（術者は右利きと想定）（**図4-1**）[8]。これは後に述べる手術用剪刀の基本的な把持法とも共通している。医学部大学病院や一般病院の手術室では、各診療科がさまざまな手術を行っているが、どの外科医の縫合を見ても持針器を持つ手は一様にこの把持法である。そして外科系研修医はすべて文具バサミや裁縫バサミによって、今まで慣れ親しんできた親指と中指を輪の中に通す把持法を矯正されてしまう。

　その理由は何であろうか。それは手術では、器具の先端部分で組織を扱うことに習熟しなければならないからである。外科では身体の手術したい部位だけを正確にとらえ、ほかの健康な部位には余計な侵襲を加えない細かい手技が要求される。文具バサミや裁縫バサミは、刃の先端ではなく中央から関節部のあたりで紙や布を切断して機能が発揮されるのであって、先端部が作業部分ではない。一方、手術用器具では繊細な手術を行うために、器具の先端で組織を扱わなければならない。持針器や剪刀は、先端での操作が重要な器具の代表的なものであり、前述した把持法は、持針器の先端部を正確に操作することにもっとも適した把持法と言える。すなわち、持針器先端にある縫合針も十分にコントロールされ、非侵襲的に組織を通過しやすくなる把持法なのである。

2-2　人差し指による針先のコントロール

　縫合針（弯曲針）は、その弯曲に沿った軌道で組織内を進ませる。それが針先の切れをもっとも良くし、組織侵襲、瘢痕を少なくすることにもつながっていく。縫合針の弯曲度に応じた軌道は、持針器先端を中心とした単純な回転運動ではなく、円周運動を描いている（**図4-2**）[8]。持針器先端を中心とした回転運動は、縫合針の弯曲とは異なった軌道であり、針先の切れが悪くなるばかりか、無理に運針すれば縫合針が途中で曲がってしまうこともある。

運針

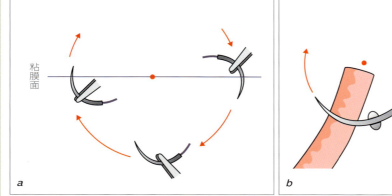
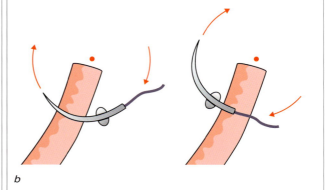

図4-2a,b 持針器の先端は、縫合針の弯曲に応じた円周軌道を描くのがよい。**a**：円周軌道の模式図。**b**：円周軌道を意識した縫合針の組織内での通過。
（←：軌道、●：回転中心、⬬：持針器先端）

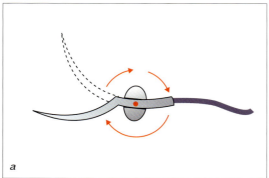
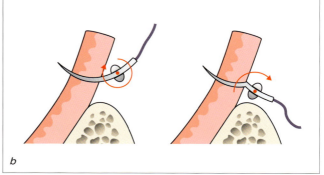

図4-3a,b 持針器の回転運動。**a**：回転運動の模式図。**b**：運針後半での持針器の回転運動によって縫合針は途中で曲がりやすくなる。
（←：軌道、●：回転中心、⬬：持針器先端）

　この縫合針の弯曲に合わない軌道による運針は、初心者が何度も針を曲げてしまう大きな原因と考えられる（**図4-3**）。
　ところで、針先がブレない円周運動を描くには、その縫合針を把持している持針器の先端もブレのない円周運動を描くように持針器を操作する必要がある。そのためには持針器を持つ指のうち、もっとも縫合針に近い脚部に添えた人差し指を持針器先端にやや近づけ、持針器全体の動きをコントロールするとよい。これによって縫合針の運動をコントロールする役割を人差し指に担わせるようにする（**図4-4**）。さらにその人差し指は、軽く曲げて柔らかく持針器に添わせるのがよい。人差し指をまっすぐに緊張して添わせると、縫合針の円周運動の後半で手首の動きが制限されてぎこちなくなり、運針の後半でのブレの原因になるからである。
　さて、人差し指が持針器脚部に添えられた場合、持針器全体を十分に支えるためには、おのずと輪には中指でなく薬指が入るはずである。中指を輪に通す把持法で人差し指を持針器先端に添えると、把持が不安定になるばかりか、持針器先端もふらついて細かい動作が行えなくなる。中指を輪に入れて持針器を安定させるには、人差し指を輪の前縁まで後退させなくてはならず、

人差し指による針先のコントロール

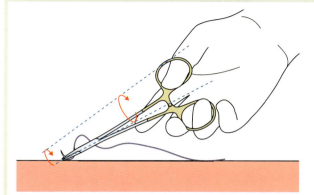
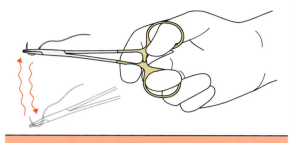

図4-4 持針器脚部に添えた人差し指が、持針器先端の動きをコントロールするとよい。

図4-5 輪に中指を通す持針器の把持法では、持針器先端のブレが生じやすい。

把持器を手のひら全体で握る把持法

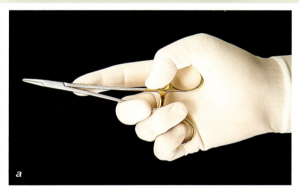
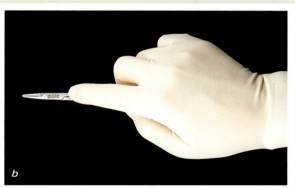

図4-6 a, b 持針器を手のひら全体で握る把持法。*a*：手のひら側から見た場合。把持部は手のひら内に完全に収まり安定している。*b*：手背側から見た場合。図4-1と同様に人差し指を持針器脚部に添える。

そうすると持針器の回転中心は手首に後退し、今度は針先の円周運動のブレが生じてしまう（*図4-5*）。したがって、親指と薬指を輪に入れて中指と小指で薬指側の輪を前後で挟み、人差し指を脚部に軽く曲げて添える方法は理にかなっていると思われる。

ただし、どうしても手首が固く薬指を輪に通すと操作が不自由になってしまう術者、長年中指を輪に通すことに慣れてしまっている術者もいるので、中指を輪に通すことを完全に否定することはできないが、筆者らは初心者に対し、基本として前述の把持法を指導している。

さて、口腔内での縫合は複雑であるために、皮膚縫合と比較して臨機応変な把持法が要求される。たとえば、マチウ型持針器のような手のひら全体で持針器を握る把持法で運針したほうが楽に運針できる場合も多い。しかし、ここでも人差し指を持針器の脚部に添えることが重要である（*図4-6*）。針先のコントロールを正確にし、縫合針の円周運動を意識した運針を心がけたい。

運針時の手首の動き

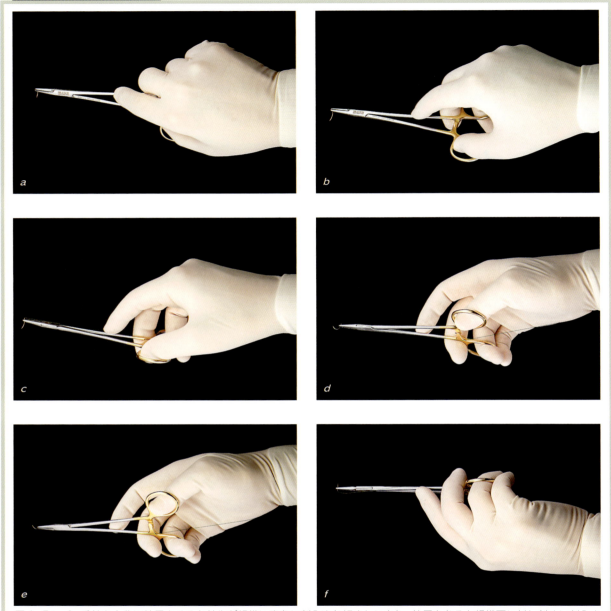

図 4-7 a～f 手首を十分に外反させると針先が組織に直角に刺入され好ましい（**a**）。外反を怠ると組織面に対し斜めに刺入され、inverting suture の原因になりやすい。運針は手首を柔らかくし、俗に言うスナップを利かせる操作で行うと針先のブレが少ない（**b～f**）。

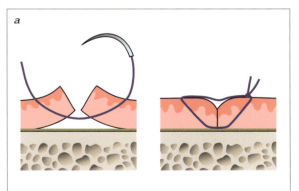 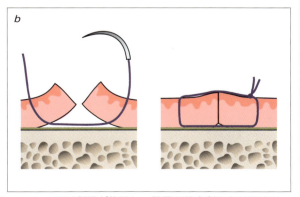

図 4-8 a, b inverting suture（**a**）と everting suture（**b**）。inverting suture では創縁が陥凹し、醜悪な縫合創になりやすい。everting suture では創縁が盛り上がるので、後の瘢痕収縮によって平坦になり審美的である。

2-3　運針時の手首の動き

　運針は、組織内を最短距離で通過するのがもっとも非侵襲的である。したがって、縫合針の刺入は組織面に対して直角に行うのが基本となる。

　そして、縫合針を直角に刺入するための持針器の構え方も重要となる。縫合針の刺入は、縫合針の進行が手前に向くように、あるいは右から左に向く（術者は右利きと想定）ように持針器を操作すると針先が見やすく容易となるが、針先が組織に直角に刺入できるようにするためには、刺入前に手首を外反させるようにして針先をよく立てて構える必要がある（**図4-7a**）。外反が十分でないと組織に対して斜めに針が刺入されやすくなる。縫合針が斜めに刺入された場合、組織内の通過距離が長くなるばかりでなく、深部組織のつかみ方が少なくなり創縁が陥凹する原因になる。これを inverting suture と言い、インプラント外科では審美性を損なう縫合法であり、好ましくない（創縁の合わせ方については後に詳しく述べる）（**図4-8**）。

　さて、刺入後の運針時の手首の動きは、前項で述べた指の置き方に誘導されておのずと決まってくるはずである。それは単純な回旋運動ではなく、表現は難しいが、ちょうど野球のボールでカーブやスライダーを投げるときのような、俗にいうスナップを利かせた運動に近い動作と言えよう（**図4-7b〜f**）。

　一連の操作のポイントは、手首をあくまでも柔らかく緊張させないように使うことである。

Chapter 5

縫合針

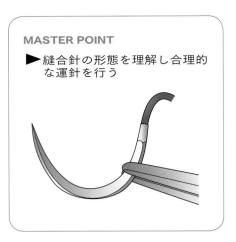

MASTER POINT
▶縫合針の形態を理解し合理的な運針を行う

1 縫合針

　Chapter 4 の最後に、縫合針の刺入は組織面に対して直角に行う everting suture が非侵襲的な縫合の基本であり、縫合針が斜めに刺入された場合の inverting suture では、組織内の通過距離が長くなるばかりか、深部組織のつかみ方が少なくなり創縁が陥凹する原因になることを強調した（Chapter 4 *図 4 - 8*）。また、持針器先端の軌道を誤ると縫合針が曲がる原因になることについても述べた（Chapter 4 *図 4 - 3*）。ここでは、縫合針自体によって組織損傷を引き起こさないように、その扱い方について解説する。

2 縫合針の扱い方

2 - 1　縫合針の長さと弯曲

　縫合針は、針の大きさや形態に標準的な規格がなく、商品名も各メーカーによりまちまちである。しかし、縫合針を選択するにあたっては、長さ、弯曲の程度、針先の形態が一応の目安となる。口腔では、長さが13～18mm の縫合針が頻用されているが、口腔の大きさや形態、構造物（舌、口角、口唇、頬粘膜など）、歯列形態、歯の存在を考えれば妥当な長さと思われるし、実際に使い勝手も良好である。

　弯曲の程度については、口腔粘膜の縫合の場合、円周の1/2サークルである強弯針、3/8サークルの弱弯針、直針の3種類が使用される（*図5 - 1*）。直針は、広範囲に歯頸部切開を行った場合などの歯間歯肉の縫合に使用される。理由は歯間歯肉組織を運針によって引きちぎる可能性が低いためである。しかし、インプラント外科では歯間部縫合の機会は少なく、直針を使用することはほとんどない。仮に歯間部縫合が必要になった場合でも、最近は歯間

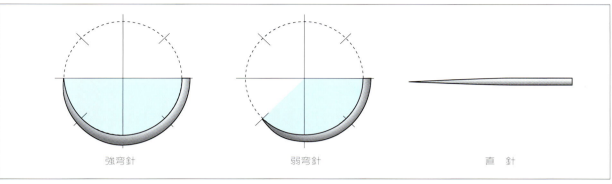

図5-1 口腔粘膜の縫合で使用される縫合針。

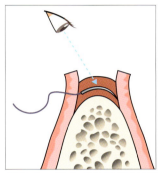

図5-2 短すぎる弱弯針（13mm以下）は、縫合中に見失う恐れがある。■：血餅

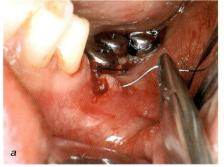

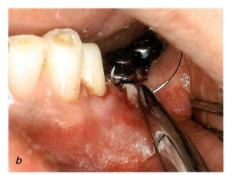

図5-3a, b 下顎臼歯、縦切開部の縫合。開口時に口角が緊張し、持針器の動きが制限される部位で、粘膜をちぎったり、縫合針を損傷しやすい。特に、大きめの弱弯針は操作性が悪く、その危険性が高い（**a**）。一方、患者を閉口ぎみにさせて口角の緊張を緩め、小さめの強弯針（例；13mm）を使用すると持針器の動きが楽で、粘膜も縫合針も損傷しにくい（**b**）。

乳頭の形態保存が審美的な結果を得るために強調されているので[9]、創面の密着のみを優先させ everting suture の意識が少ない直針を不用意に用いることは好ましくない。したがって、インプラント外科では弯針の使用が中心となる。一方、強弯針と弱弯針との使い分けは難しい。縫合針の長さとのバランス、縫合部位、粘膜の厚みや強さによってそれぞれの利点が異なるばかりか、術者の嗜好にも左右されるからである。長所短所の例を挙げてみると、

（1）短すぎる弱弯針は運針中に組織内で針を見失う危険性があるため、視野の悪い部位ではやや長めの15mm以上のものが推奨される（*図5-2*）

（2）下顎臼歯部頰側での縦切開の縫合は、口角や歯槽骨面などが邪魔になって持針器の動きが制限されやすいため、13mm程度の短めの強弯針をスナップを利かせて運針すると有効である（*図5-3*）

（3）手首が固く、持針器の回旋運動がどうしてもぎこちない術者では、強弯針よりもむしろ弱弯針を用いたほうが手首を使わなくてすみ、縫合がうまくいきやすい

などがあり、両弯曲針は、ともに一長一短があることが窺われる。肝心なことは、いずれの弯曲針を使用したとしてもその弯曲度をしっかりと意識し、everting suture となるように運針することである。

2-2　針先の形態

　針先の形態は、丸針(round needle)、角針(三角針：triangular needle)に大別される。丸針は針先の断面が円形を成し、軟らかく刺入しやすい組織である腹膜、消化管、心臓などの縫合に主として使用される。一方、角針は針先の断面が三角形で、3つの角が刃となり組織内に切り込んでいく縫合針である。したがって、刺通しにくい皮膚などの硬い組織の縫合に適している。そして、角針には、弯曲の内側に三角の頂点が向いている標準三角針(standard cutting triangular needle)と三角の頂点が外側を向いている逆三角針(reversed cutting triangular needle)とがある(*図5-4*)。

　インプラント外科で扱う口腔粘膜は、ほかの消化管と同様に軟らかいので、丸針が非侵襲的で使用しやすいが、口蓋や上顎臼歯部粘膜などの角化の亢進した硬い部分では、丸針による運針が一向にはかどらない状況に遭遇する。この場合は、角針を使用したほうが組織内での針先の切れが良く運針しやすい。しかし、実際の縫合では、1本の縫合針でさまざまな部位を縫合しなければならず、1種類の縫合針を選択することになる。1種類の使用ということになれば、筆者らは逆三角針を主に選択している。

　逆三角針は角針の一種であるから組織の刺通には優れている。さらに、刃のある三角の頂点が創面に対して外側方向にあり、内側は平面となっていることで、運針の後半で針先が引き上げぎみになった場合でも、フラップ断端を縫合針で切断してしまう可能性が低い(*図5-5a*)。また、結紮時に刺通部の内側組織に糸の力が加わっても、標準三角針のように内側に刃で組織を鋭く切った跡が縫合針の通過後に残っていないので、結紮により糸の食い込みでフラップの断端を切断する可能性も低い(*図5-5b*)。すなわち、逆三角針は切れが良く、組織に優しい縫合針と言えよう。

　しかし、逆三角針も角針には変わりなく、糸を牽引する際に横方向に引っ張りすぎると、刃部の通過した部分の組織が切れやすいので、縫合針の通過後の糸の扱い方には十分に注意する必要がある(*図5-6*)。

　また、製造メーカーの努力によって丸針と逆角針の両者の利点を併せ持った縫合針なども商品化されているので注目したい(*図5-7*)。

針先の形態

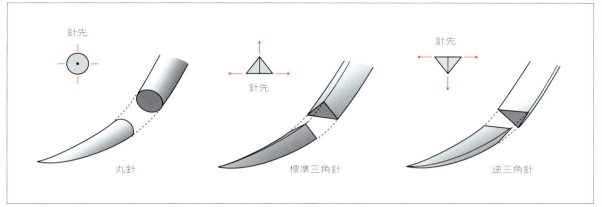

図5-4　縫合針の先端形状。

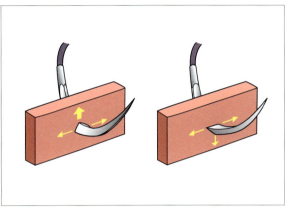

図5-5a　標準三角針（左）は、刃が内側に付いているため運針後半で引き上げ操作を行うと、フラップ断端（図では上方）を裂く可能性がある。逆三角針（右）は、刃が外側なのでフラップ断端を損傷する可能性が低い。

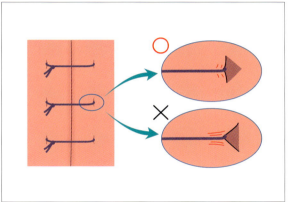

図5-5b　糸の結紮による張力がフラップ断端に加わった場合も、運針時と同様に標準三角針（下段）よりも逆三角針（上段）のほうが非侵襲的である。

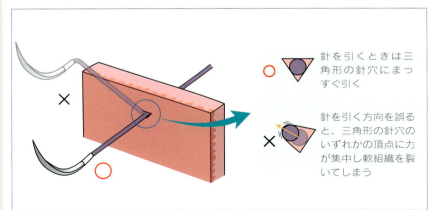

図5-6　運針後の糸の牽引は、フラップ面に垂直となるようにまっすぐ引き抜く。たとえ、逆三角針を使用しても、刃の通過部分の方向に糸を引けばフラップは損傷されやすい。

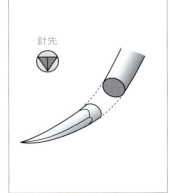

図5-7　刺入時の切れと運針時の粘膜の保護を同時に考慮した縫合針。針先が逆三角針でボディが丸針となっている（例：テーパーカット針）。

Chapter 5　縫合針

縫合針の構造と把持法

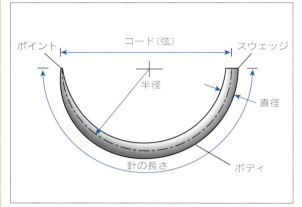

図5-8 縫合針の構造。

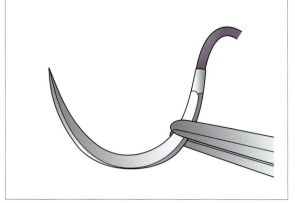

図5-9 縫合針を把持する位置。ボディのスウェッジ寄り1/3～1/2の部分がよい。

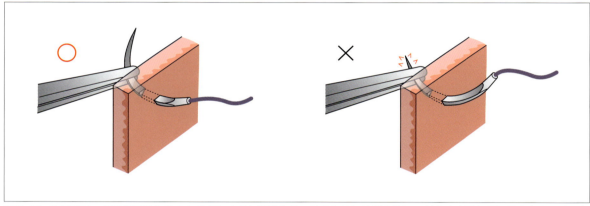

図5-10 抜針時は、持針器で針先をつかまないように注意する。そのためには刺入時に、針先を余計に押し込むようにするとよい。

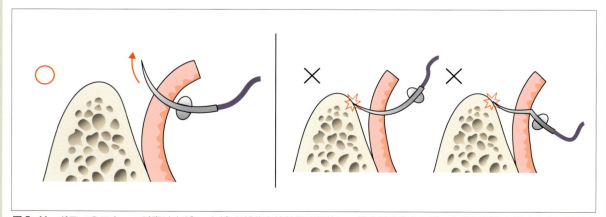

図5-11 ボディのスウェッジ寄り1/3～1/2の部分を持針器で把持し、縫合針の弯曲に沿った円周運動を描くように運針する（○）。スウェッジ近くをつかんだ場合、針先の方向が定まらず骨面で針先を損傷したり、そのまま縫合針を無理に押し進めると縫合針が曲がることにもつながる（×）（P.36, Chapter 4 図4-2, 3も参照）。

2-3　縫合針の構造と把持法

　縫合針は、針先（ポイント）、体部（ボディ）、糸固定部（スウェッジ）からなる（*図5-8*）。

　縫合針の把持は、まず使用する縫合針に合った良質のウェブスター型持針器を選択することから始まる（持針器の詳細についてはChapter 3を参照）。そして、縫合針の把持はボディのスウェッジ寄り1/3～1/2の部分を持針器の先端で把持しなければならない（*図5-9*）。先端寄りを把持すれば、刺入のくるいは少なくなるが、フラップ通過後の針先が十分露出しないので針先が見にくかったり、持針器や鑷子で縫合針をつかみ上げる際に針先をつかんで傷めてしまうことにつながりやすくなる（*図5-10*）。逆に、スウェッジ寄りにつかみすぎると針先が不安定になり、フラップに対して直角に刺入できなかったり、予想と異なる方向に針先が進むことにもなる。たとえば、刺入方向を誤ったために骨面に針先が当たれば、針先を損傷したり、縫合針が曲がることにもなる（*図5-11*）。

　縫合針の損傷を避けるために、針先とスウェッジを把持しないことは基本であり、縫合を繰り返す糸付き縫合針では特に留意すべきことである。運針中に針先やスウェッジをつかみそうな場合は、無理に運針せず一度針を元に引いて再度刺入するか、刺入部を変更するかの配慮が必要である。さらに、フラップ通過後に針先が露出不足で針先を持針器でつかむことにならないように、フラップの刺入時には、余分に針先を進めるようにして運針するとよい。

　しかし、実際には口腔深部やブラインドになる部位で、操作上どうしても針先やスウェッジを把持しなくてはならない状況にも遭遇する。この場合は、特殊な方法ではあるが、持針器をロックしないようにして針先やスウェッジを弱く把持してわずかに引き抜き、ボディが少しでも把持可能となったら、すぐに縫合針をボディ側につかみ直すとよい。縫合後は基本的に縫合針を交換することになるが、糸が多く余っていて経済的理由から再使用せざるをえない場合でも、次の縫合前に縫合針の損傷の有無を必ずチェックすることを怠ってはならない。

Chapter 6
縫合糸

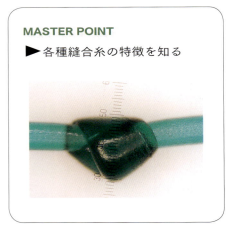

MASTER POINT
▶各種縫合糸の特徴を知る

1 縫合糸とは

　縫合糸にはさまざまな種類のものがある。それらは、材質、物性によって用途が異なり、各外科領域の場面によって使い分けがなされている。口腔領域の縫合では、絹糸、ナイロン糸が頻用される。さらに、インプラント外科においては、ゴアテックス糸が利用される場合もある。本 Chapter では、口腔領域で使用される各縫合糸について解説していきたい。

2 縫合糸の目的

　縫合糸は、すべての外科領域において、扱いが容易で、かつ良好な創の治癒を促進することが期待される材料である。先に述べた絹糸をはじめ、木綿糸や腸線などの天然糸は古代から存在していたが、創を単に閉鎖するためにそれらの存在意義があった。しかし、1940年代のナイロン糸をはじめとした合成糸の発達により、天然糸で見られた組織反応の軽減や、製品ごとの太さや質のばらつきの均一化が図れるようになってきた。さらに、最近の縫合糸開発の中心的話題となっている吸収性合成糸の発展へとつながり、創の癒合までの抗張力の持続期間や吸収までの期間もコントロールできるようになってきている。

　ところで、われわれが口腔で扱う縫合糸のほとんどは、術後5～10日で抜糸される非吸収糸である。長期に縫合糸を留置する機会は少ないが、縫合糸による感染に対して最善を尽くす努力を惜しんではならない。特に、インプラント外科を行ううえでは、確実で審美的な縫合創の閉鎖と、縫合後の感染源とさせないような合目的な縫合糸の選択に注意を払わなくてはならない。

縫合糸の種類と特徴

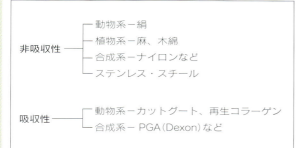

- 非吸収性
  - 動物系－絹
  - 植物系－麻、木綿
  - 合成系－ナイロンなど
  - ステンレス・スチール
- 吸収性
  - 動物系－カットグート、再生コラーゲン
  - 合成系－ PGA（Dexon）など

図 6 - 1　吸収性、非吸収性による分類。

- 天　然
  - 絹
  - 麻、木綿
  - カットグート
  - 再生コラーゲン
- 合　成
  - 合成系（ナイロン、PGA など）
  - ステンレス・スチール

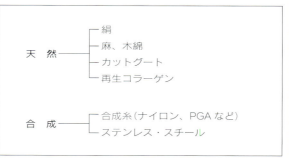

図 6 - 2　材質による分類。

材　質	素材 { 合成 　　　天然物の抽出、精製、再生 助材 { 添加物 　　　着色剤
物　性	引張強さ 結節強さ 伸び率 弾　性
糸の形式	単　糸 編み糸 より糸 表面加工の有無 包装法　単位 消毒法　細菌培養成績 保存法
生物試験	1．生体内での経時的変化 　引張強さ 　伸び率 　弾　性 　膨　潤 2．体液による変化 　血　液 　胃　液 　胆　汁 3．酵素による判定

図 6 - 3　縫合糸の特徴を決定する基準[10]。

3　縫合糸の種類と特徴

縫合糸は、非吸収性と吸収性とに分類され、また材質によって天然糸と合成糸に分類される（*図 6 - 1，2*）。これらの分類はいたって教科書的である。もう少し開発レベルでの性質の違いを検討していくべきであろう。すなわち、吸収性や材質だけでなく、物性や糸の加工法、さらには生体内での経時的変化までも考慮に入れて縫合糸を選択しなくてはならない（*図 6 - 3*）。これら

の考慮点をふまえ、口腔領域でよく使用される絹糸、ナイロン糸、ゴアテックス糸について検討してみたい。

4 絹　糸

　絹糸（シルク）は、われわれ歯科医師がもっとも慣れ親しんでいる縫合糸である。理由は、その取り扱いやすさ、優れた縫合結節性、術後の違和感や粘膜刺激性の少なさ、安価な価格に魅力があるからである。ここで、絹糸の販売パンフレットの説明文を提示してみたい。

例文①：
　サージカルシルクは、天然シルク線維を材質とする非吸収性編み糸、あるいはより糸縫合糸です。シリコン処理されたシリコナイズドシルクもあります。本製品は、セリシン（非繊維質）を除去して編み上げたものです。バージンシルクはセリシンを除去せずに、より糸に仕上げたものです（ETHICONカタログ，ジョンソン・エンド・ジョンソン．より一部改変）。

例文②：
　シルクブレードは、厳選された生糸が精練されて作られた絹糸を原料としている製品です。表面にはコーティング加工（毛細管現象防止処理）を施してあります（NESCOSUTUREカタログ，日本商事．より一部改変）。

　初心者だけでなく熟練者でも内容を十分理解しにくい部分があるのではないだろうか。絹糸はもともと養蚕の賜物である生糸（raw silk）を、より糸（twisted suture）、あるいは、編み糸（braided suture）に加工した動物系天然糸である。生糸の基本構造は、2本のフィブロイン線維の周囲をコラーゲンよりなる非繊維質セリシンで固めたものであるが、このセリシンには細菌の培地性があり、そのまま外科用に使用するには問題がある（**図6-4**）。したがって、製造段階でセリシンごとコーティングしてしまうか、あるいはセリシンを除去する（「精練する」という）必要がある。ここで、硬性絹糸、軟性絹糸という普段われわれが何気なく使っている絹糸の呼び方があるが、実は前者の加工を施したものが硬性絹糸、後者が軟性絹糸である。硬性絹糸は、セリシンの弾性を利用しているため腰があり、より糸にして日本で伝統的に使用されてきた。一方、セリシンを熱水や弱アルカリで溶出した軟性絹糸は、より糸のほか、編み機によって編み糸にすることもできる。編み糸は欧米を中心に発達してきたが、機械加工によって大量生産が可能で、製品ごとの太さのばらつきが少ない。外科的立場から注目すべき点は、編み糸は細菌培養による細菌数がしめ縄状のより糸と比較し、1/10～1/100に減少するという事実である[11]。したがって、現在外科用に流通している絹糸のほとんどは、この編み糸絹糸である。しかし、細菌繁殖の問題はそれでも残るため、さらに表面をシリコンやワックス（サラシミツロウなど）でコーティングする場合が多い。これによって、組織反応の減弱や縫合糸のほつれの防止、組織

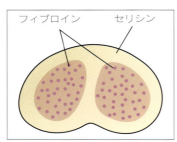

図6-4　生糸の構造。

内の通過性が改善される。ところで、3-0，4-0といった縫合糸の太さを示す表現があるが、これはUSP規格によるものである。USPとはUnited States Pharmacopoeia（米国薬局方）の略であり、日本の規格ではない。すべての縫合糸の太さはUSP規格で呼称することができるが、その一部は1号、2号という言い方、すなわちJIS規格（日本工業規格）で呼称できるものがある。それが絹糸である。これは前述した硬性のより糸絹糸が、かつて日本の外科を凌駕していたことを窺い知りうる一面でもある。軟性絹糸や合成糸はむしろ欧米で発展してきたものである。

さて、ここでもう一度前掲の例文①、②を一読してみていただきたい。今度は違和感なく理解できるであろう。

5 ナイロン糸

本書では非侵襲的（atraumatic）な手術操作を強調してきた。ナイロン糸は絹糸と比較し、よりこの理念にかなっていると言える。ナイロン糸は非吸収性合成糸のポリアミド系に分類され、形成外科の発展にもっとも寄与してきた材料である。絹糸よりも抗張力が大きく、しかも長期に抗張力が安定し、組織反応も少ない利点を有している。Dettingerらは、縫合糸を中心とした組織反応の範囲について検討し、縫合7日後の組織反応が、絹糸では0.31mmの範囲に及ぶのに対し、ナイロン糸では0.16mmと約1/2の範囲であることを報告している[11]。

加工形態は、より糸や編み糸にすることも可能だが、代表的な形態はモノフィラメント（monofilament）である。モノフィラメントの組織反応はきわめて少ない。縫合後の瘢痕が残りにくく形成外科的手技に最適で、眼科領域でも有効である。また、血栓を形成しにくいため血管や神経のマイクロサージェリーや心臓血管外科でも利用される。そして、モノフィラメントナイロン糸の最大の特徴は、ノンキャピラリー（non-capillary）であることである。ノンキャピラリーとは、縫合糸の間隙や粗造面に血液や組織液などが貯留して炎症を惹起し、さらに、細菌を引き込み感染を波及させる、いわゆる「毛細管現象」が少ないことを意味している。

一方、欠点については、絹糸よりも結びにくく、縫合結節がほどけやすいことが挙げられる。このため、3回以上縫合結節を作らなくてはならない煩雑さがある。この欠点は手術手技に習熟してくれば、それほど苦にならなくなるであろう。また、臨床的によく経験することとして、縫合糸端が口腔粘膜を刺激し、患者が術後に疼痛を訴えたり、なかには潰瘍を形成するものもある（Chapter 11 *図11-1* 参照）。対策としては、結紮後の縫合糸切断を直角に行い、鋭的な切断端を残さないこと、抜糸時に難渋しない程度に縫合糸端を短くし、その方向を粘膜面に向けないこと、また縫合創の引き寄せに緊張のかからない部位では、5-0などのできるだけ細い縫合糸を選択すること

ナイロン糸

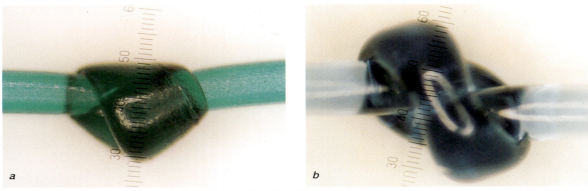

図6-5a,b ソフトナイロン糸（**a**）と従来型のナイロン糸（**b**）（50倍）。3-0のサイズを同じ960gの荷重で牽引した。ソフトナイロン糸のほうが縫合結節がよく締まり、結節のサイズも小さい。また、伸び率は2.6倍高い。

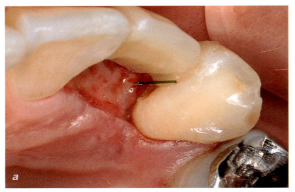
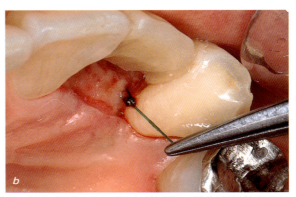

図6-6a,b ソフトナイロン糸（ソフロン®、ソフトレッチ®）の抜糸。鑷子で牽引すると縫合糸が伸展し、縫合結節が明視野におかれるので抜糸が行いやすくなる。

が挙げられる。さらなる対策として、筆者らはソフトナイロン糸を使用するようにしている。ソフトナイロン糸はモノフィラメントでありながら、通常のナイロン糸と比較して柔らかく、縫合結節がよく締まってほどけにくいのが特徴で、縫合糸端の粘膜刺激性も小さい（**図6-5**）。われわれの施設では、当初よりインプラント手術では従来型のナイロン糸を使用してきた。キャピラリーである絹糸と比較し、術創の清潔が保たれ、治癒も良好であったが、一方では縫合糸端の刺激を訴える患者の存在も気になっていた。ソフトナイロン糸を導入してからは、この訴えは激減している。一般外科では、伸縮性が大きいためにフラップの引き寄せが良好で、創縁部の組織の阻血が見られず、以前より人気があった。インプラント外科では、骨移植症例のように縫合創の緊張が強く、術後の創面の離開にもっとも気を遣う場合に特に有効と思われる。ノンキャピラリーであるため、創が完全に安定するまで縫合糸を留置したまま十分な期間の観察も行える。また従来型のナイロン糸では、抜糸時に縫合結節が組織内に埋入してしまい抜糸に難渋することがあるが、ソフトナイロン糸はたとえ埋入しても鑷子で牽引すると伸展し、縫合結節が明視野におかれるので非侵襲的な抜糸が行える（**図6-6**、さらに極端に埋入したときの抜糸法はChapter 11 **図11-8**を参照）。

ePTFE 糸

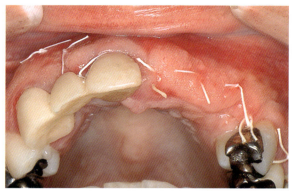
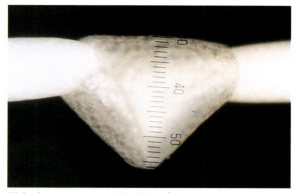

図6-7　ePTFE糸による縫合。生体親和性に優れ、縫合糸周囲の炎症反応は少ない。ただし、縫合結節が粘膜内に埋入することがある（図では歯槽頂部での縫合結節が埋入している）。

図6-8　ePTFE糸の縫合結節（ゴアテックス®スーチャー）。ソフトナイロン糸同様、締まりが良好である。結節部にporous構造が見られる。

6　ePTFE 糸

　ePTFE糸は、エクスパンデッド・ポリテトラフルオロエチレンからなる非吸収性モノフィラメント縫合糸である。心臓血管外科で汎用される事実が証明するように、もっとも生体親和性の高い縫合糸の1つである。弾性はほとんどないが、柔らかくしなやかで滑りがよく、絹糸のごとく操作性に優れている。縫合結節性も良好で、第1の結節作りの段階から緩みが生じにくい。また、抜糸までの留置期間の清潔もよく保たれ、ソフトナイロン糸と同様に創面に緊張のかかる場合では特に有効である。注意点は、生体親和性に優れているがゆえに縫合結節が組織内に埋入し、ナイロン糸以上に抜糸しにくくなることである（**図6-7**）。これは製造メーカーによると、ePTFE糸が単純なモノフィラメントではなく、縫合糸内に約50%の孔（porous）を有する構造をとっていることが原因ではないかとのことであった（**図6-8**）。心臓血管外科ではporous内に組織が侵入することを利用し、縫合糸が組織と一体化して強固な固定が得られる恩恵を得ている。しかし、このporousは抜糸の必要なインプラント外科では不都合になることもある。もし不潔域である口腔内で抜糸後に残糸があった場合、porousの凹凸に細菌が付着し、そこが培地になって感染が波及する可能性がある。ePTFE糸は生体親和性が高いので、絹糸のように残糸は異物排除されず組織内にとどまって感染が続くことが想像される。事実、ePTFE糸の抜糸に失敗した場合、数日たってから膿瘍形成が見られる場合がある。したがって、残糸のないように慎重な抜糸を心がけ、ePTFE糸の有効性を最大限に引き出す必要がある（**図11-9**参照）。本Chapterによって、初心者が縫合糸に関しての理解を深め、それらを購入する際や使用する際に漫然とやりすごしてしまう意識を改革し、より良い手術を目指されたい。

Chapter 7
縫合創の合わせ方

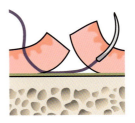

MASTER POINT
▶瘢痕形成を最小限にとどめる縫合法に習熟する

1 縫合の基本

　本Chapterでは、フラップ創面の合わせ方について解説する。
　縫合の基本は、フラップを切開前の状態にきわめて近くなるように戻すことであるが、一方で、軟組織を形成外科的に修正し、インプラント周囲に機能的、審美的に満足できる環境を新たに構築していくことを目的とする場合もある。後者では、歯肉弁根尖側移動術やロール法、遊離粘膜移植・遊離結合組織移植などが代表的な手技であるが[12]、組織の扱い方を誤ると逆に瘢痕形成を助長し、醜形を残すことにもなる。縫合創を合わせるのにも細心の注意が必要となるが、そのポイントを結節縫合法を中心に示していきたい。

2 縫合創の治癒と瘢痕収縮

　創面を正しく合わせて縫合すること、これは決して縫合直後の創縁を美しくするということだけではない。長期に時間が経過してからの術創が美しく、かつ機能的であるようにすることを意味している。そのために、まず縫合後の醜形の原因となる瘢痕収縮について考えておきたい。
　組織は損傷が加わると、回復をめざして創傷治癒の過程を開始する。縫合創も切開や剥離によって生じた組織損傷に変わりはないので、創傷治癒の過程をたどることになる。外科的侵襲は組織に反応性炎症を生じさせるが、縫合創でも毛細管の拡張と透過性の亢進による充血が起こり、切断によって死滅した細胞は溶解吸収や貪食作用を受け、創面は浄化されていく。縫合後2日目頃には、線維芽細胞と血管内皮細胞によって肉芽が形成され、7日

縫合創の治癒と瘢痕収縮

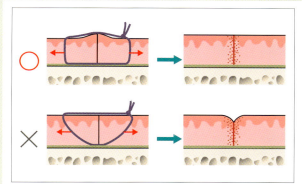

図7-1 everting suture（上）では創縁が外反し盛り上がるので、後の瘢痕収縮によって縫合創は平坦になり審美的である。inverting suture（下）では創縁が陥凹し、縫合創が醜い。▒：瘢痕。

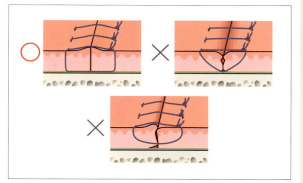

図7-2 縫合法と死腔。everting suture（左上）は、inverting suture（右上）やオーバーラップ（下）と異なり、創縁が密着するので創面での死腔の形成が防止できる。

目頃には肉芽の線維化が進行し、毛細管の減少と弾性線維の増加によって瘢痕（scar）が形成される。瘢痕は周囲組織を牽引し（瘢痕収縮）、醜形や機能障害の原因となる。縫合時にこの瘢痕収縮をいかに少なくできるかが術者の手腕にかかっているが、その基本となる縫合法が組織の瘢痕収縮を予想したeverting sutureである。Chapter 4でもその重要性について触れたが、everting sutureは縫合針を粘膜面に対して垂直になるように刺入し、深部組織をなるべく多くつかむことで、縫合糸の結紮後に創縁が外反して盛り上がり、後の瘢痕収縮によって創縁が平らになるように意識した縫合法である（**図7-1**）。さらに、本法は上皮角化層の創面への内反を阻止することで、組織癒合を促進する効果がある。また、創面がよく密着するので死腔を防止するという利点もある（**図7-2**）。死腔の防止は、創面の細菌繁殖のスペースをなくすと同時に、肉芽組織が増生するスペースも少なくするので、瘢痕の形成量を減少させることに役立っている。

さて、次に考えなければならないのは、everting sutureができるような環境を縫合部位に与えることである。すなわち、創縁の断端どうしが外反して合うように、フラップどうしが余裕をもって寄るようにすること、いわゆるtension freeの状態を作り出すことが重要となる。もし、フラップどうしが十分に寄りきらないままに縫合糸の結紮力で無理に縫合すれば、結紮糸が創の断端に食い込んでうっ血や血流障害を起こしたり、フラップ断端をちぎったり、場合によっては術後に創面が開いてしまうことになる。いずれも瘢痕形成を助長し、醜形の原因となるのでこれを防止するには、

（1）瘢痕が目立たない切開線をデザインすること

（2）切開は鋭的に入れ、何度も繰り返し同じ場所を切開して創面を挫滅しないこと

（3）縫合前に鑷子でフラップが楽に引き寄せられることを確認すること

（4）縫合前に創面を十分に生理食塩水で洗浄し、血液や異物をよく洗い流して血腫形成や異物反応の機会をなくすこと

などが重要となる。

以上の項目を十分意識しながら、実際のインプラント外科で遭遇する可能性の高い縫合時の問題点を、例を挙げて状況ごとにその解決法を考えてみたい。

3 縫合創を合わせるときに生じやすい問題点と解決法

3-1 結節縫合法

ここでは縫合法の基本である結節縫合法(knotted suture, interrupted suture)を中心に述べていきたい。結節縫合法は、単独縫合を繰り返し行うことでマットレス縫合や連続縫合法に比べ創縁が正確に揃うので、もっとも頻回に用いられる縫合法であり、部分抜糸が必要と予測される場合にも有利である。臼歯部縫合や無歯顎症例の縫合では、創面の密着を優先してマットレス縫合を適用したり、手術時間の短縮を優先してかがり縫い法(blanket suture)を適用することもあるが、特に前歯部などの審美性が高く要求される部位では結節縫合が最優先される。したがって、ここでは前歯部での頻度が高い上顎単独歯欠損インプラントでの縫合創を例にとって問題点を検討したい。

3-2 上顎単独歯欠損インプラントでの縫合創

以下に、2つの代表的な切開・縫合のパターンを示す(図7-3,4)。図7-3は、歯肉溝切開を応用してインプラントを埋入するパターンである。本法は、唇側歯肉の術後の形態変化がほとんど起こらないという利点を有するが、図中では埋入部の視野が悪かったり、唇側での骨移植が必要となったときの補助的な斜切開を1か所に加えるtriangular flapを示している。また図7-4は、歯牙欠損部の両側に、縦切開を歯間乳頭を避けて加えたRehrmann plastyの応用パターンである[2]。口蓋側横切開部の縫合が減張切開との併用により確実に行え、縫合創が開く可能性が低いので、骨欠損が大きく外側性骨造成術を行う場合に用いられることが多い。図7-4では歯間乳頭の外側に縦切開を行っているが、内側に行う場合もある。ちなみに、歯間乳頭上切開を避ける理由は、切開部の術後瘢痕収縮によって、歯間部に間隙(black spot)を作ってしまうのを防止するためである。

3-3 triangular flapの問題点

図7-3の斜切開部で生じやすい問題点を2つ挙げる。

1つは、組織に余裕がなく創面が寄りきらないままに縫合し、創傷治癒後に広範囲に瘢痕を形成してしまう場合である(図7-5a)。組織の伸展力にまかせて無理に創面を寄せても長期的には同じように大きな瘢痕を形成してしまうことになる。対策は、反対側のフラップを必要最小限に剥離することである。剥離によって組織に余裕が生じれば、everting sutureも可能となる(図7-5b)。

もう1つは、縫合時間の短縮を理由に縫合針を2つのフラップに一度に通し、先に通したほうのフラップを縫合針のボディによって損傷してしまう場合である(図7-6a)。前項で述べた剥離によって組織に余裕が生じれば、2つのフラップに一度に縫合針を通すことも可能だが、付着歯肉域は剥離を行ったとしても、可動粘膜ほどに完全なtension freeの状態にならないので、

上顎単独歯欠損インプラントでの縫合創

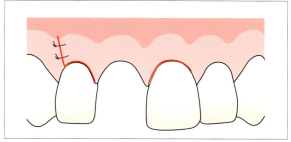

図7-3 上顎単独歯欠損インプラントでの切開例（triangular flap）。歯肉溝内切開と口蓋側横切開を基本とし、斜切開を視野の確保のため補助的に加えている。本項では、その斜切開部の合わせ方について検討する。

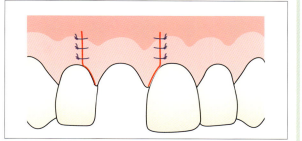

図7-4 上顎単独歯欠損インプラントでの切開例（Rehrmann plasty）。歯間乳頭を避けた縦切開により術野を確保。本項では、縦切開部の合わせ方について検討する。

生じやすい問題と解決法①

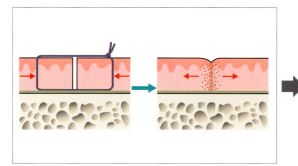

図7-5a 創面どうしが十分に寄らない場合、縫合糸の結紮力によってフラップどうしを無理に牽引しても瘢痕収縮により創面が陥凹し、瘢痕の量も多くなる。

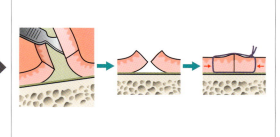

図7-5b 反対側のフラップを剥離し、フラップどうしが余裕をもって寄れば everting suture となり瘢痕収縮後の創面が審美的となる。

生じやすい問題と解決法②

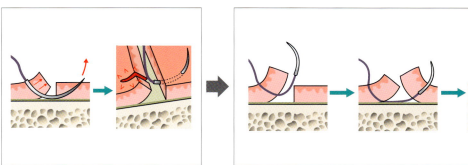

図7-6a 2つのフラップに一度に縫合針を通すと、縫合針のボディ（→）で手前のフラップをちぎる可能性がある。

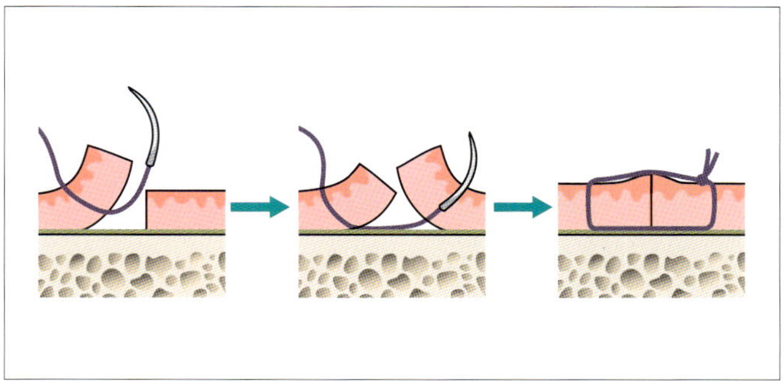

図7-6b 反対側のフラップ剥離により組織に可動性をもたせるだけでなく、フラップを1つずつ運針することで縫合針による組織損傷を防止し、everting suture の基本である縫合針の直角刺入も容易とする。

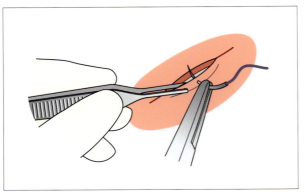

図7-7 鑷子は、縫合前に組織が十分寄るかどうかの確認を行ううえでも、運針時にフラップを安定させるうえでも、針をフラップに直角に刺入する補助をするうえでも、縫合の重要な役割を担っている。右手と左手の同調が大切である。

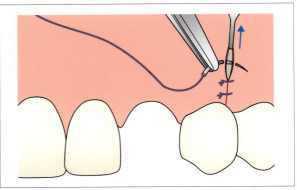

図7-8 可動粘膜部の縫合。付着歯肉部に比較して組織の伸展性が良好なので、2つのフラップに一度に縫合針を通しても問題はない。その場合、鑷子で創の断端を牽引固定すると縫合しやすくなる。

1つずつフラップを運針したほうがよい(図7-6b)。縫合順は、可動性の高いインプラント側のフラップに縫合針を通し、一度貫通させてから可動性の少ない反対側のフラップに縫合針を通すことが重要である。可動性の少ない側から運針するのは好ましくない。なぜなら反対側のフラップへの刺入までの操作中は、縫合糸がさまざまな方向に牽引されやすいので、フラップの可動範囲が小さいと縫合糸の動きに同調できず、縫合糸で組織をちぎりやすいからである。可動性の大きいインプラント側から通せば、縫合糸の牽引力が多少加わっても組織をちぎることは少ない。また運針時には、必ず鑷子でフラップを安定させ、運針によってフラップに無理な力が加わらないように注意しなければならない(図7-7)。一方、可動粘膜域での縫合は組織に余裕があり、2つのフラップに一度に縫合針を通しても問題は少ないが、逆に組織の可動性が原因で縫合しにくくなるので、鑷子で創どうしを外反させながらひとつかみにして安定させたり、創の断端を創方向に沿って引きながら、緊張を与えて縫合すると切開線の断端も揃ってきれいに仕上がる(図7-8)。

3-4　Rehrmann plasty の問題点

図7-4の縦切開部で生じやすい問題点を2つ挙げる。

1つは、歯牙欠損部における縦切開が、粘膜面に対して斜めになっている場合である(図7-9a)。Chapter 1の「切開」でも述べたが、唇側から見て粘膜に垂直に切開したと思っても、実際には歯牙喪失部の陥凹のために粘膜面に対して斜めに切開されていることが多い(Chapter 1 図1-7,8参照)。粘膜面に直角に切った創は、正確に創面を合わせて縫合しやすいので治癒も早く瘢痕も少ないが、斜めに切れた創はフラップの収縮などによって創面の各部に異なった強さの張力が働くため、治癒も遅く瘢痕の量も増加する。また、縫合時も基本どおりに左右フラップの厚みを同等につかむと、結紮によって鋭角になっているほうの断端が反対側断端にせり上がってしまうオーバーラップとなり、段差が生じる問題が起こる。対策は鈍角になっているほうの断端を多くつかみ、鋭角側を少なめにつかむようにするとオーバーラップをなくすことができる(図7-9b)。

もう1つは、口蓋側横切開部の縫合が先に行われることによってインプラント部の粘膜が口蓋側へ移動し、縦切開部の縫合位置がずれるために断端ど

生じやすい問題と解決法③

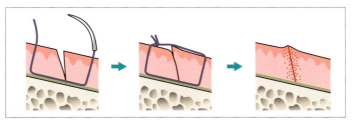

図7-9a 粘膜面に対し斜めになった切開創は結紮時にオーバーラップが生じ、醜形を残しやすい。

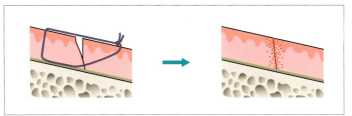

図7-9b 鈍角になっている側のフラップを多くつかみ、鋭角側を少なめにつかむとオーバーラップを少なくすることができる。

生じやすい問題と解決法④

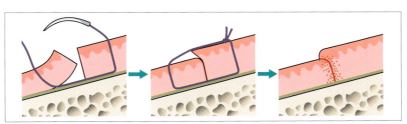

図7-10a 粘膜の厚みの異なるフラップどうしの縫合は、創縁に段差を生じやすい。

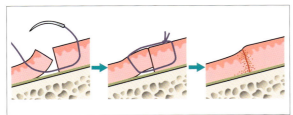

図7-10b 薄い粘膜を多めに、厚い粘膜を少なめにつかむと、上皮層が一致して創縁の移行がスムーズになる。しかし、全体的な厚みの違いは残存する。

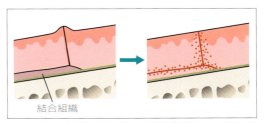

図7-10c 上皮除去有茎結合組織移植（ロール法）や遊離結合組織移植は、フラップの厚さを補正するのに有効な手段である。

Chapter 7 縫合創の合わせ方

Rehrmann plasty による歯肉形態の改善

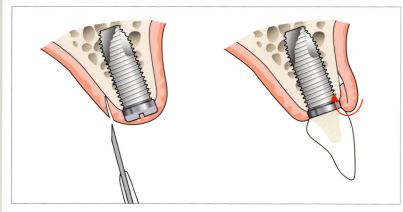

図 7-11a 上皮除去有茎結合組織移植（ロール法：図）や遊離結合組織移植は、フラップの厚さを補正するのに有効な手段である。

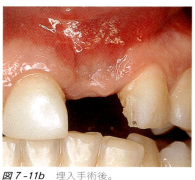

図 7-11b 埋入手術後。

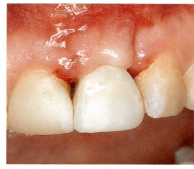

図 7-11c ロール法（図 7-11a）による二次手術 2 週間後。

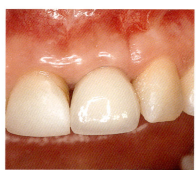

図 7-11d 補綴物装着時。

図 7-11a～d Rehrmann plasty によるインプラント埋入手術後の歯肉の陥凹（図 7-11b）と、それに対する結合組織の供給（ロール法：図 7-11a）による歯肉形態の改善例（図 7-11c, d）。切開のデザイン、加刀位置、メスの角度、運針、フラップの厚さの調節、結合組織のライニングの位置や量など多くのことを術前、術中に考慮することが大切である。

うしの厚みに差が生じ、縫合後に段差ができてしまうことである（図 7-10a）。対策の 1 つは、薄いほうの組織を厚いほうよりも多くつかむようにして縫合することが挙げられる（図 7-10b）。全体的な厚みの違いは補正しきれなくとも、創の移行はスムーズになる。しかし、審美性の要求される前歯部において、この方法では満足できない場合も多い。皮膚縫合では、創縁の厚さに差がある場合は内層縫合で調整したり、厚いほうのフラップの皮下組織を薄いほうのフラップの下に引きずり込んで同じ厚さにする工夫がなされる。しかし、口腔では歯肉粘膜直下は骨膜なのでそれができない。皮膚の場合と同じような対策が口腔でとれるとしたらどのようにすればよいのだろうか。ここで結合組織による厚さの供給、すなわちロール法（上皮除去有茎結合組織移植）や遊離結合組織移植が注目される（図 7-10c）。

これらの方法は、軟組織の豊隆を整える目的で歯周外科領域で伝統的に行われてきた方法だが、縫合法の視点からもその意義が見いだせることは注目に値する（図 7-11）。

4 縫合での心得

　瘢痕収縮の問題を含め縫合の善し悪しは、歯肉の厚い人（欧米人に多い）ではそれほど問題にならないかもしれない。しかし、歯肉の薄い人（日本人に多い）では、縫合が悪いといつまでも瘢痕に悩まされることになるので、われわれ日本の歯科医師にはより繊細な縫合能力が要求される。また、縫合の成功は切開のデザインから始まる一連の流れの中で決定するものである。縫合が美しくなかった場合の反省すべき点は、本Chapterでテーマにした縫合創の合わせ方がうまくいかないということだけではなく、切開や剥離などそれ以前のステップにも問題があったのではないかと常に考えることが大切である。

Chapter 8

結 紮

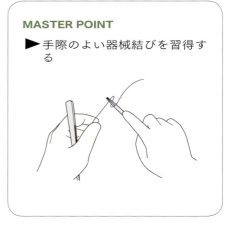

MASTER POINT
▶ 手際のよい器械結びを習得する

1 結 紮

　結紮法は、手指のみで行う方法と持針器を用いる器械結び（instrument tie）とに大別される。一般外科では指先の微妙な感覚を重視した前者が主として用いられ、外科系研修医が最初に覚えなければならない結紮法の基本でもある。一方、後者は体腔深くの指先が届きにくい場所において、持針器や動脈鉗子を用いて結び目を作れるので、これもまた習得すべき重要な結紮法である。われわれが行う口腔領域の縫合は、深い部位での結紮といっても指先が術野に十分届く範囲であり、手指による結紮法ですべての術野が網羅できる。しかし、本書で述べてきたインプラント外科の基本は、形成外科に準じた非侵襲的な縫合である。そのため組織に対して、より非侵襲的な針付き縫合糸による手技を扱ってきた。針付き縫合糸を結紮するためにはウェブスター型持針器（Chapter 3 参照）を用いた器械結びの習得が必須となる。したがって、ここでは器械結びについて解説したい。

2 器械結び

2-1　器械結びの特徴

　器械結びは、1本の長い縫合糸で多くの結節縫合が行えるので縫合糸を節約できる。また、結紮のつど、持針器を手放さなくてよいので慣れてしまえば手術時間の短縮につながる。さらに、深い術野や狭い術野での操作性に優れており、針付き縫合糸の使用によって縫合針に糸をかける手間を省ける利点も有している。一方、コツをうまくつかまないと何度結紮しても縫合結節

第1結節での糸締めの注意点

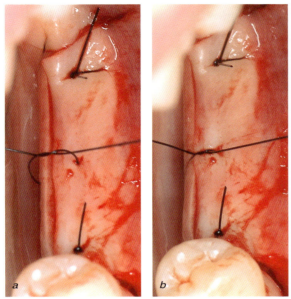

図8-1a,b　第1の結節の自然な状態とは、ねじれのない状態である。

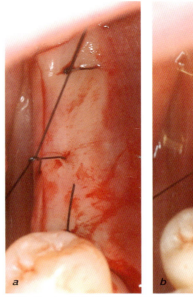

図8-2a,b　第1の結節にねじれが生じていると、以後の結紮を何度繰り返しても縫合結節は浮いたままになる。

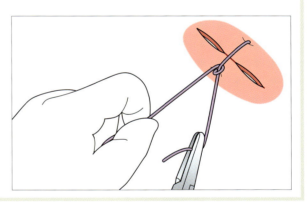

図8-3　結紮後、結節が緩まないようにするために縫合糸をロックするとよい。

が緩んだり、操作中の縫合糸の動作で組織をちぎる可能性がある。そこで、まず器械結びの基本操作を考えてみたい。

2-2　器械結びの基本操作

　器械結びの基本は、手指による結び方でもそうであるが、第1の結節を作ったら第2の結節は第1の結節の対になるようにし、第3の結節は第2の結節の対になるようにすることである。すなわち、結びの方向の異なる2つの結紮を交互に繰り返すことが、適切な締め具合を得るために重要となる。第一動作と第二動作は、同じであってはならないのである。

　また、糸締めの方向も大切である。第1の結節では、持針器先端と左手の引き手の相互の操作によって、縫合結節がねじれないような自然な方向に縫合糸を締めるようにする（図8-1, 2）。この第1の結節がねじれたり緩んでいると、その後何度結紮を繰り返しても創面の密着は望めない。次に、第2

の糸締めの方向は第１の糸締めとは逆方向になるようにする。結紮の順番を交互に行うことができても、糸締めの方向に配慮がないと正確な結紮にはならず、縫合が緩む原因になる。なお、器械結びでは手指による結紮と異なり、結紮と結紮の合い間に一時的に縫合糸に張力をかけられない時期が生じるので、その間に縫合結節が緩んでしまうことがある。これを防止するためには、第１の結節の後に縫合糸を一度ロックしてから第２の結節の糸締めに移ると縫合が緩まなくてすむ（*図8-3*）。あるいは、第１の結節のときに持針器を２回巻いて最初のループを二重にする外科結びを行い、第二動作中に縫合糸に外力が加わっても緩みにくくする方法もある。ただし、口腔内の縫合では縫合針の刺入点間の距離が短い場合が多く、二重のノットを巻く余裕がなく、外科結びが逆に緩みの原因になることもあるので注意したい。

3　縫合時の術者のポジション

　自然体に構えた状態で、右手に持った持針器を体幹のやや左側で左手とぶつけ合うようにクルクルと回旋させたときにスムーズに手首が運動し、肩肘の張らない高さとなるように手術台の高低を調節する（*図8-4a, b*）。術者の肘が90°か、それよりもやや低めの位置がもっともリラックスした手首の回旋が行えるようである。実際には、インプラントの埋入が終わって縫合に移る際、やや手術台を低く調節すると縫合操作がしやすくなる。理由は、エンジンやドライバーを操作しているときよりも、縫合時は持針器の長さの分だけ指先と術野との距離が離れるからである。その分手術台を低く調節すると、術者が埋入時と同じ自然体で手術を進めることができる。

4　器械結びの方法とポイント

　器械結びの操作は、文章では理解しにくい点が多いので図で示しながら解説していく（*図8-5, 6*）。特に*図8-6*では、左手に多くのポイントが隠されていることを強調しておきたい。また、以下に器械結びの流れの中での重要なポイントについてもいくつか述べておく。
　（１）縫合針を組織に貫通させた後、組織を通過していない縫合糸の部分（自由糸端）が２cm程度になるまで、縫合糸でフラップ断端を損傷しないように創面に対して垂直にゆっくりと引く。自由糸端が短くなるまで縫合糸を引

縫合時の術者のポジション

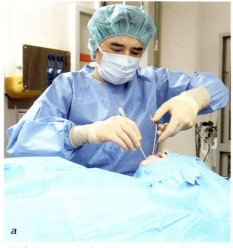
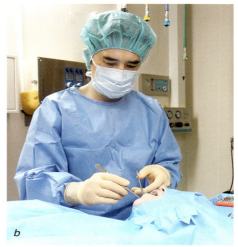

図8-4a,b　縫合時は、エンジンやドライバーの操作時よりも、持針器の長さの分だけ操作する手や腕の位置が低くなる。術者が肩肘を張らずに自然体を保って手術を進めるためには、インプラント埋入時よりも手術台を低めにすると縫合しやすくなる。a：悪い例。手術台が高く、術者の肩肘が張っている。b：良い例。肘の角度がほぼ90°になっている。

器械結びにおける第一結節の作り方（自由糸端が術者の反対側にあると想定）

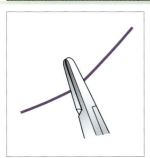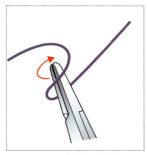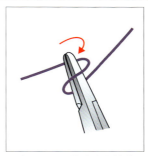

図8-5a　縫合糸の上に持針器の先端をのせる。　　図8-5b　手首を回転させ、縫合糸をすくい取る。　　図8-5c,d　縫合糸を持針器にからめたまま、縫合糸端の先端近くを把持する。

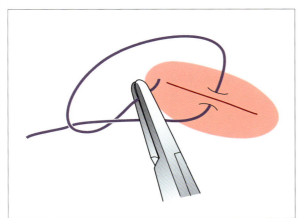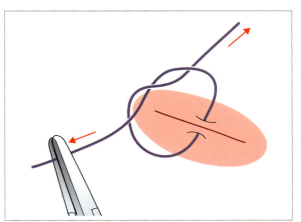

図8-5e　縫合糸端をつかんだまま、持針器を輪から引き抜く。　　図8-5f　持針器を手前に引き、縫合針側の縫合糸を反対側に引いて、ねじれのない縫合結節を作る。

結紮

器械結びの方法とポイント

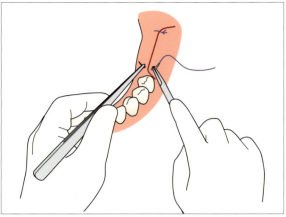

図8-6a 右利きの術者が、左側下顎臼歯部を縫合する場合を想定する。

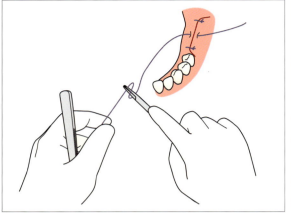

図8-6b 術者が患者のやや前方に位置しており、短いほうの自由糸端が術者側から見て縫合部位の遠くにある。この場合、持針器の先端は近くにある長い縫合糸の上に置くようにしてループを作っていく。もし、術者が後方ぎみに位置しており、自由糸端が縫合部位より術者側にある場合は、逆のループから作り始めると第1の結節がねじれない。またループ作りは、口腔外で行ったほうが左右の手の自由が利く。

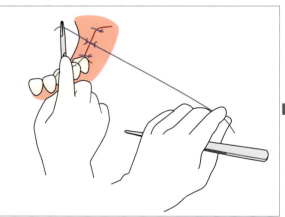

図8-6c 自由糸端が遠くにある場合の第1の結節の糸締め方向は、持針器先端を自由糸端のあった反対側へ向かって引くと縫合結節が自然な状態になる。しかし口腔では、口角や舌などの周囲の解剖学的な制約のために糸締め方向が規制されやすい。左側の手にある縫合糸の糸引きとのコンビネーションが重要である。

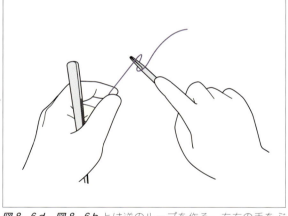

図8-6d 図8-6bとは逆のループを作る。左右の手をぶつけ合うように近づけてループを作るようにすると、慣れてくれば視線を術野に固定したまま操作が行える。

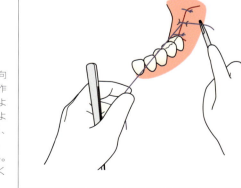

図8-6e 第2の結節の糸締めの方向は、第1の糸締めの方向と逆になるようにする。第3の結節は、再び図8-6bの操作に戻る。第1の結節は創面がきれいに合うことを確認すればよく、無理に締めつけすぎずに第2の結節で結び目が緩まないように締め込むとよい。ただし縫合部位の組織が白く貧血したり、組織に縫合糸が食い込むような緊張の強すぎる縫合は避ける。第3の結節は、第2の結節が緩まない程度の力で行うのがよい。またナイロン糸の場合、3回は結ばないと縫合結節が緩んでくる。

自由糸端を把持する際の注意点

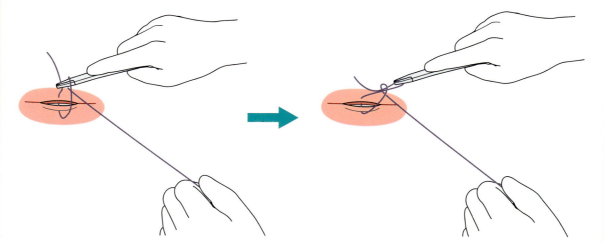

図8-7 自由糸端を長く残したままその途中を持針器でつかむと、自由糸端がループを抜けきらずに残ってしまい操作に手間取る。

くと、ループ側の糸に余裕が生じ、ループが作りやすくなる。また、縫合のループを作った後、自由糸端を持針器で把持する際には、その先端を把持するのがコツである。自由糸端を短くしておけば、縫合糸端の先端のブレが少なく把持しやすい。さらに、先端を把持することで縫合糸をループ内から抜く際に、自由糸端が二重にならず、スムーズに抜くことができる。もし縫合糸の途中をつかむと、自由糸端をループから抜いたときに折れ曲がって二重になり、ループ内から抜けずに絡み合ってうまく結紮できなくなる（*図8-7*）。

（2）口腔内の縫合、とりわけ下顎臼歯部では視野や器具の操作性が悪く、舌、頬粘膜、鉤などに自由糸端が張り付いたり、あるいは口腔内に貯留した唾液や血液が邪魔をして先端がつかみにくく苦労する場合も多い。

さらに、開口量が少なかったり、口角が邪魔をして糸の先端がつかみにくい場合もある。このような場合、視野の良い口腔外で結節のループを作っておいてから、ループを移動して縫合結節のみを口腔内で作るようにすると結紮が容易になる。ここでの注意点は、自由糸端を口腔外に残したまま結紮しないことである。これでは無駄な糸が長くなってしまう。先端を把持して締め込む際に、縫合糸をつかんだ持針器先端を縫合創に接近させるようにし、左手でつかんだ糸のほうを牽引すれば、自由糸端が短くなり無駄な糸が少なくてすむ。第1の結紮ができてしまえば、自由糸端の先端は口腔内でも安定しているので、第二結紮以降の自由糸端の把持は口腔内でも手間取らない。

また、縫合時の視野が悪いときは、患者の首を術者側に傾けさせて視線が口角などに遮られないようにすると縫合しやすく、操作中に患者の口角を糸で擦り上げて苦痛を与えることも少なくなる。ただし、口腔内での縫合糸の締め込みは、持針器の先端が不良だと糸が滑って咽頭などを損傷する可能性がある。その場に代替えの持針器がない場合は、縫合糸が無駄になるのを覚悟で、縫合結節は口腔外で作るほうが安全である。いずれにしろ、持針器先端のメインテナンスには十分留意しなければならない。

結紮

（3）ループ作りは、習熟してくると素早い動きで行えるようになってくる。しかし、早くても手荒に行えば縫合糸に無理な力が加わって組織に損傷を与えかねない。ゆっくりとしたモーションでかまわないので、手首を柔らかくして確実な動きで動作を行うことが重要であり、慌てて失敗するよりもかえって縫合時間は短縮される。

（4）結節を作って締め込む際は、針先は指でつまんで顔面に針先が当たらないように留意しておく。この場合勘違いしてはならないのは、針をつかむ指は針のみを持ってはいけないということである。正しくは、針と糸をまたがって持つのである。理由は糸締めの際に針だけを持って牽引すると針と糸が外れてしまう危険性があるからである（*図8-8a〜c*）。

また、縫合糸がまだ十分長く残っていて、針先を持っていると糸をもて余して結紮しにくい場合がある。針を放して糸の途中を持ち結節を作る操作をしてもかまわないが、針先がフリーとなるので顔面皮膚や口唇に刺さらないように細心の注意を払わなければならない。

（5）次の縫合準備のために針を取り上げる際、縫合糸を持針器でつまみ上げないようにする。初心者や研修医の針付き縫合糸が縫合針から1〜2cmの部分でよく切れてしまうのは、縫合針をいつもこの方法でつまみ上げているためである。直接縫合針をつかむか、手指で糸をつまみ上げておいてから手元で縫合針を持針器で把持すれば問題ない。「この縫合糸は材質が弱いのでは？」と疑問を抱く前に、自分の操作の仕方に疑問を抱くべきである（*図8-9a〜c*）。

（6）器械結びは前歯部では問題ないが、臼歯部になると人が変わったかのようにうまくいかない術者が多い。悩みの多くは、何度やっても結びが緩くなってしまうことがほとんどである。これは最初に述べたが、第1の結節がねじれていて、最初の縫合結節が締まらずにいることがほとんどの原因である。また、ねじれのない自然な結び目を作ることが理解できるようになっても、いまだ持針器を手放し、縫合糸をいちいち持ち替えるなどの試行錯誤をしながら結節を作るという、効率の悪い縫合を繰り返している術者もいる。持針器を手放しては器械結びの利点が生かされない。両者とも、ループ作りの順番を変えてみるのが1つの解決策である。

成書の多くには、まず第1の結節は右手の持針器を手前に振り、左手を対側に移動し縫合糸が持針器の手前から上面を回ってループを作るように書かれている。しかし、実際は逆のループ作りから開始したほうがよい場合もある。すなわち、自由糸端が持針器を持つ右手の遠くにある場合は、上記のようにループを作ってから持針器で自由糸端の先端近くをつかみ、ループの中を通した後に自由糸端を手前に引くことによって自然な結節ができる（*図8-5*）。一方、自由糸端が手前にある場合は、これとは逆のループを作り、長いほうの縫合糸を手前のほうに、自由糸端は遠くへ押しやって結び目を締めていくと第1の結節がうまくできる。

さまざまな縫合部位と術者のポジションによって、どちらのループを先に作ったほうがよいのか、自由糸端が手前なのか遠くなのかを見極め、それを瞬時に判断できるようにする必要がある。

糸付き縫合針の使用上の注意

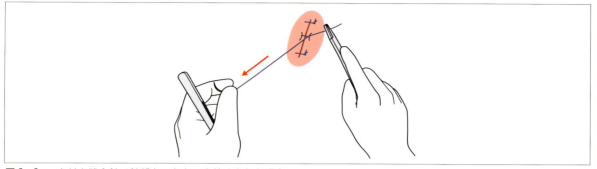

図8-8a　糸付き縫合針で針部をつかんで糸締めを行う場合。

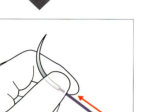

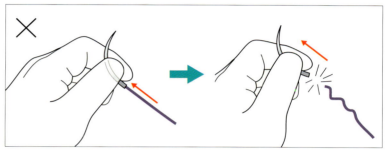

図8-8b　針と糸とをまたいで把持すると、縫合糸に張力がかかったとしても針が糸から外れない。

図8-8c　針だけをつかんでいると、結紮時の張力で針が糸から外れてしまうことがある。

縫合針をつまみ上げる際の注意

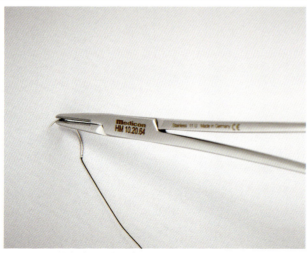

図8-9a　縫合針を覆布の上などからつまみ上げるときは、持針器で針のボディを直接把持するか、糸を手指で取り上げる。

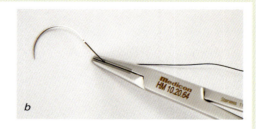

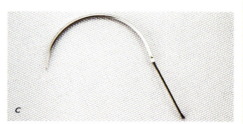

図8-9b, c　初心者は、気軽に針部近くの糸を持針器でつかんで取り上げることが多い。この操作を繰り返すうちに糸が傷んでちぎれてしまう。

Chapter 8　結紮

コントロールリリース針

結紮

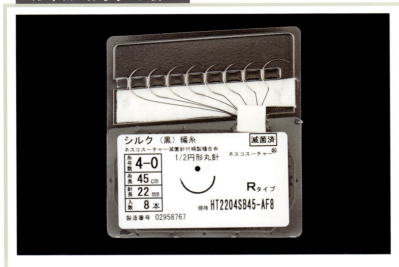

図8-10a　コントロールリリース針(例；ネスコスーチャー®)。

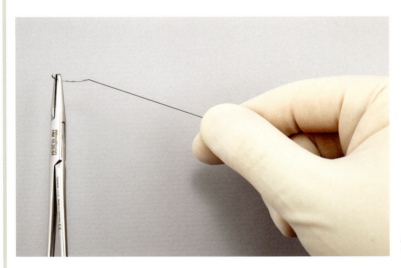

図8-10b　運針後に助手が縫合糸を引き、術者もまた縫合針をつかんだ持針器を引く。

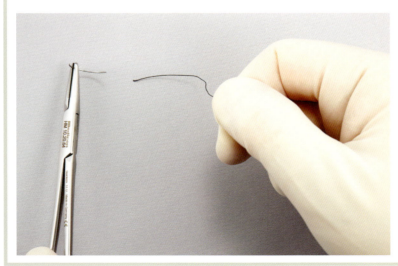

図8-10c　互いに引き合うことで、縫合針のスウェッジから縫合糸が離れる。その後、器械結びではなく、手指による結紮が行えるようになる。

5 コントロールリリース針

　縫合結紮は、操作によって組織を損傷することなく、後で緩まない適度な締めつけを与えられるよう、迅速な技術を身につけ、また、ループを作る際に視点を術野に残したまま状況に応じたループ作りの方向を決定できるように日常から練習を怠らないことが重要である。それでも、手首が固く器械結びにどうしても習熟できない術者がいるとしよう。また、器械結びでなく、どうしても手指による結紮が必要な場合もある。そのようなときに非侵襲的な縫合を行うためには、コントロールリリース針の使用も考えられる（**図8-10a〜c**）。コントロールリリース針は、糸付き縫合針のスウェッジ部が1回の縫合ごとに外せるもので、運針時には糸付き縫合針とまったく同様に非侵襲的な縫合針の組織通過が行え、結紮時には針の付いていない状態で慣れた手指による結紮を行うことができる。

Chapter 9
剪刀の構造と種類

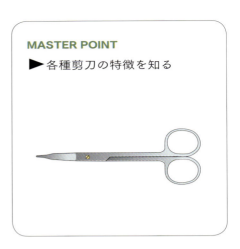

MASTER POINT
▶各種剪刀の特徴を知る

1 剪刀とは

　縫合では糸は結び終えたら切断し、次の縫合に備えることになるが、その切断に必要となる手術器具が剪刀（scissor）である。しかし、剪刀は単に縫合糸の切断に用いられるだけの器具ではない。組織の切離や剥離、さらには圧排にも有効利用できること、そしてそれらの操作を円滑に行うための、さまざまな工夫が製作レベルで施されていることに着目して解説していきたい。

2 剪刀の選択

　剪刀には、刃の屈曲が直のものと反りのもの、先端が鋭のものと鈍のものとがあり、大きさや全体の形態についてもさまざまなものがある。インプラント外科を含めた口腔手術で使用される剪刀は、眼科剪刀、形成剥離剪刀、歯肉剪刀、抜糸剪刀、Cooper（クーパー）剪刀などが挙げられる（**図9-1a,b**）。それぞれの剪刀は適材適所に使い分けされるべきであるが、これについては後述する。
　まず、剪刀を選択する際にもっとも気をつけなくてはならないことは、自分にとって使いやすいかどうかということである。使いやすい器具を選択するために実際に自分の手にとって感触を確かめ、よく手に馴染むものを選択することが特に購入の際には重要となる。その理由の1つは、術者の手の大きさ、手首の柔軟性、さらには視力、手術時の姿勢など、諸々のことが個人によって異なっているからである。他人が良いと勧める剪刀を鵜呑みにして購入しても、本人にはまったく合わないことも考えられるので注意しなければならない。

剪刀の種類

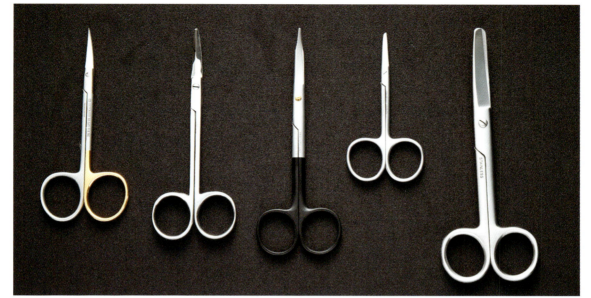

図9-1a インプラント外科で使用される剪刀類。左より、眼科剪刀、形成剥離剪刀、歯肉剪刀、抜糸剪刀、Cooper剪刀。

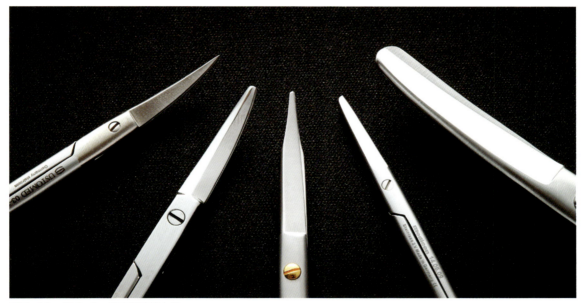

図9-1b 図9-1aの刃部の拡大像。

　もう1つの理由は、同じ規格で作られた製品でも一つひとつの使用感が異なっていることである。丹念に作られた剪刀や、製造メーカーが使用感を確認した後に梱包された剪刀は、確かに間違いのないものが多い。しかし、剪刀の2枚の刃はあくまで手作業によってネジ止めされており、その締め具合（いわゆる、かしめ具合）や2枚の刃の摩擦抵抗はそれぞれの製品でわずかに異なっている。刃の開閉時の抵抗が強すぎる不良品もいまだに存在するのは事実である。剪刀を購入する際には、必ず自分の手に取って使用感を確かめることを怠ってはならない。

3 剪刀の一般的構造

　手術用剪刀は、一般生活のなかで使用する文具バサミや裁縫バサミと同様に、把持部、柄部、関節部、刃部からなる（*図9-2*）。決定的に異なる点は、刃部の先端近くにだけ作業域があること、言い換えれば刃先だけを使って操作が行われることである。

　たとえば、文具バサミは紙を切る際に刃部の腹を使って切ると効率が良く思いどおりに切断することができる。しかし、手術では覆布を切断するような口腔外での操作を除いては、刃部の腹を使うことは少ない（*図9-3*）。したがって、先端5mm以内の部分をいかに巧みに操作して縫合糸や組織を切断できるか、そして、どれだけ刃先に意識を集中して組織を剥離できるかに手術の良否がかかってくる。このことは、初心者が最初に剪刀を扱ううえで意識改革し、慣れなければならない重要な点である。

　さて、剪刀の先端は鋭なものと鈍なものとがある。たとえば眼科剪刀のような先端が鋭な剪刀は、刃先での切れの良い操作が可能であるが、不用意に使用すると先端で組織の副損傷を引き起こしかねない（後述）。

　一方、先端の鈍な剪刀は、先端での組織損傷を起こしにくいので、重要臓器の多い体腔内での切断や剥離に有効である。特に、刃部を開く操作によって組織を剥離する際には、周囲の血管や神経を損傷することなく操作を行うことができる。Cooper剪刀やMetzenbaum（メッツェンバウム）剪刀（*図9-4*）は、先端が鈍に仕上げてあり、腹部手術や頸部手術ではそれぞれ重要臓器の近くでも頻用されている。口腔内では、これらの剪刀は先端が大きすぎて操作しにくいので、形成剥離剪刀や口腔用に小さくした全長14.5cmのMetzenbaum剪刀が使いやすい。

　刃部の特徴に関しては、直か反りかの問題もある。直剪刀は、まっすぐな切断を視野の良いところで行う場合に適しており、覆布やテープの切断に有効である。しかし、手術中ではもっぱら反り剪刀を使用することが多い。先に述べたように、手術用剪刀は切断のみならず、組織の剥離や圧排にも使用される。すなわち、操作によって周囲組織に副損傷を起こさないように術野をさまざまな方向から三次元的に捉える能力が剪刀には要求されるのである。剪刀が手術の対象とする軟組織は形態や硬さが一定でなく、動揺していたり、さらに口腔では周囲に歯などの障害物がある。直剪刀よりも反り剪刀のほうがより三次元的な操作が可能となるため、形態に多少の差はあっても手術用剪刀としては、反り剪刀のほうが多く市場に供給されているのである。

　また、反り剪刀の利点として、人差し指による先端のコントロールが行いやすいことが挙げられる。反り剪刀は、刃先が下向きになるように把持すれば、脚部に添えた人差し指の延長方向に刃先が向かうことになり、直剪刀に比較して指先の意識が刃先に正確に伝わりやすくなる（*図9-5*）。

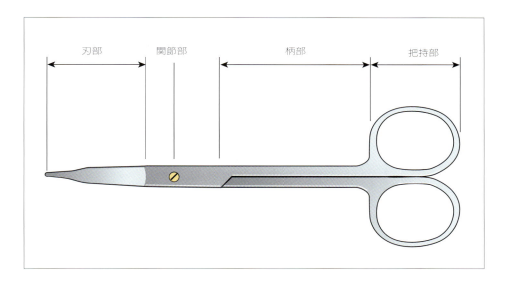

図9-2 剪刀の基本構造。

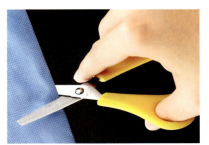

図9-3a 文具バサミによる紙の切断。刃の腹を使って切っている。

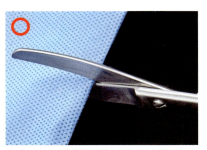

図9-3b 手術用覆布は布切り専用としたCooper剪刀で刃の腹を使い、文具バサミと同じ要領で切る。

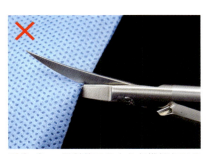

図9-3c 眼科剪刀のような繊細な刃の剪刀で覆布を切断してはならない。

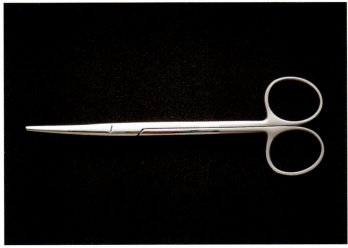

図9-4 Metzenbaum剪刀。刃先が鈍に仕上げてあり、血管や神経など重要臓器の近くでの使用が可能である。

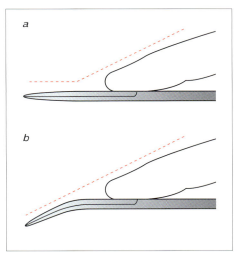

図9-5 直剪刀（*a*）に比較し、反り剪刀（*b*）では脚部に添えた人差し指の先端方向に刃先がある。このため、人差し指による先端部のコントロールがつきやすい。

剪刀の構造と種類

口腔手術での剪刀の種類

さて、剪刀にはさまざまな種類があるが、初心者はその選択にあまりこだわっていないように思える。そして、先に述べた眼科剪刀、形成剥離剪刀、歯肉剪刀、抜糸剪刀、Cooper剪刀といった各剪刀の特徴を、目的が名称のとおり明らかな抜糸剪刀を除いて十分に理解しないでいるのではないだろうか。そこで、剪刀の使用法の実際について述べる前に、刃や把持部の形態、先端の仕上げ方が異なるそれぞれの剪刀が、どのような状況で使用されるべきかを考えてみたい。

4-1　眼科剪刀

眼科剪刀は、文字どおり眼科手術で使用される剪刀である。大きさが全長11.5cmと小さく、刃先が鋭に仕上げてあり、先端を使用した組織の切離に有効である。ただし、刃先が鋭いがゆえにオトガイ神経など深部の重要臓器の近くでの剥離操作にはむかない。また、全長が短いので、特に手の大きな術者が臼歯部で操作するときは、刃先で副損傷を起こさないようによく注意するか、あるいはサイズが大きく刃先の鈍な別種の剪刀に変更するほうがよい。

筆者らは、内層縫合結紮後に縫合糸の余剰部分を残さないように縫合結節直上で縫合糸を切断したい場合や、組織内に縫合結節が食い込んでしまった場合の抜糸時に、先端が弯曲した反りの眼科剪刀を使用し、刃先が鋭く細いことを生かすようにしている（Chapter11 *図11-8* 参照）。

4-2　形成剥離剪刀

形成剥離剪刀は眼科剪刀に似ているが、使用法も構造もまったく異なった反り剪刀である。形成外科で主として使用され、細かな組織の剥離を行い、それに続けて組織を切離するのに用いる。少しずつ細かく操作するために、関節部の位置が他の剪刀に比較して先端寄りに設定してあり、把持部を同じだけ開いても先端はわずかしか開かないようになっている（*図9-6b*）。また、刃部の外側は、丸みをもってなだらかになるように仕上げてある。これは剥離時に、剪刀を開いて周囲組織を押し広げる操作によって、周囲組織に無理な力が加わらないようにするためである（*図9-6d*）。

前述の眼科剪刀では、刃部の外側にはこのような剥離のための配慮はなく、むしろ刃部の耐久性を優先して厚めに仕上げてある。組織の剥離を目的とした細かい操作には、同じく先端が鈍であるMetzenbaum剪刀の小型のもの（全長14.5cm）も使用される。筆者らは、先端がより細く作られているという点で、形成剥離剪刀のほうを好んで用いている。

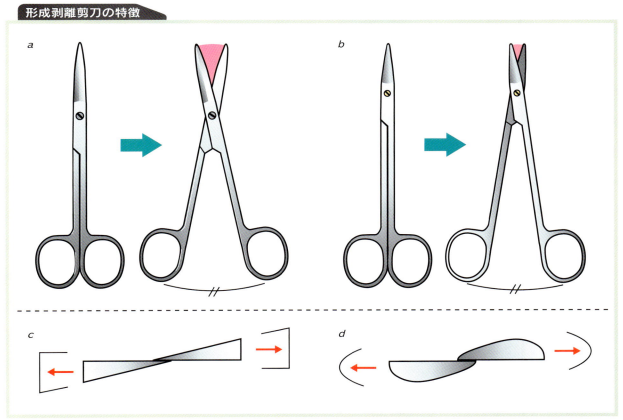

図9-6a〜d 形成剥離剪刀の特徴。形成剥離剪刀（**b**）は眼科剪刀（**a**）に比較し関節部が先端寄りに設置してあり、同じ距離の開脚に対し、先端はわずかしか開かない。したがって、より細かな操作にむいている。さらに、形成剥離剪刀の刃部（**d**）は外側がなだらかに丸く仕上げてある。このため、組織内で刃の先端を開く剥離操作を行った場合、非侵襲的に周囲組織を押し広げることができる。

ちなみに、この形成剥離剪刀は日本で独自に開発された剪刀である。一般に、欧米製の剪刀は、カッターによる切断の発想に基づいて製作されていたため、組織を挫滅しかねないと懸念し、カミソリによる切離の発想に基づいて、より刃の断面が薄くなるように仕上げてあるとされている。したがって、ほかの種類の剪刀と比較してすばらしく切れが良いこともうなずける。そしてこの薄くて繊細な形成剥離剪刀を、縫合糸の切断に使用するような乱暴な扱いはけっして行ってはならないことは言うまでもない。

本剪刀は、頸部手術において、顎下部での顔面神経を露出する際に有効利用しているが、インプラント外科でも吸収の進んだ下顎無歯顎で、オトガイ神経を明示する際にも大変有用である。その実際については次のChapter10で詳しく述べたい。

歯肉剪刀

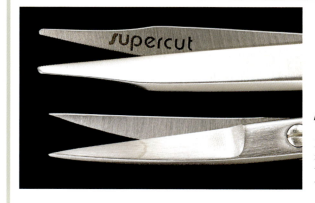

図9-7 歯肉剪刀。代表的な歯肉剪刀であるGoldman-Fox（ゴールドマンフォックス）剪刀（上段）は、刃部の先端を細く加工し、狭い口腔内でも操作部位の視野を妨げないように工夫されている。眼科剪刀（下段）と比較し、刃部が鋸歯状になっていて対象を的確にとらえやすい。一方、両刃の先端のみが合うのではなく、刃部全体が合うので開閉時の抵抗が大きい。

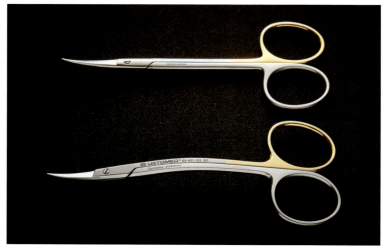

図9-8a La Grange（ラグランジェ）剪刀（下段）。柄全体が彎曲しているのが特徴で、口蓋部の手術に有効である。

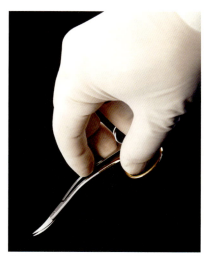

図9-8b La Grange剪刀では、先端を使って操作するために、手首を通常よりも立てて使用しなければならない。

4-3 歯肉剪刀

先端が急激に細くなり、片側の刃が鋸歯状になっているものを一般的に歯肉剪刀と呼んでいる（**図9-7**）。これは、Goldman-Foxの考案した剪刀が原型となっている。先端が細いのは狭い口腔内でも視野を確保するためである。鋸歯状の刃は縫合糸や組織が滑るのを防止するために付与されており、特に滑りの良いナイロン糸を切断するときの感触は良好である。この鋸歯状の構造は、強度を高めるためにダイヤモンドチップ加工（Wカット構造；スーパーカット構造ともいう）を施したものが多い。また、口蓋部などの器械の到達が困難な部位に対しては、把持部に彎曲を与えて操作性を高めたLa Grange剪刀も有効である（**図9-8a, b**）。

抜糸剪刀

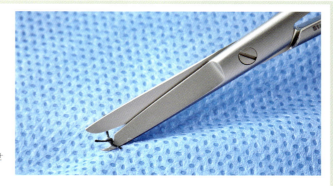

図9-9 Spencer剪刀。片刃を縫合結節の下にくぐらせてから縫合糸を切断する。

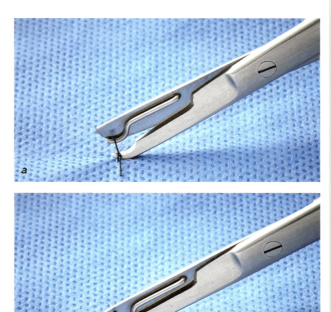

図9-10a, b スーチャーカットリムバーの抜糸時の動き。片刃を縫合結節の下に挿入し、軽く剪刀を閉じ縫合糸を切断。さらに強く閉じることで縫合結節部を把持し、そのまま持ち上げれば鑷子で把持しなくても抜糸ができる。

4-4 抜糸剪刀

　抜糸剪刀は、片刃の先端が縫合結節の下に滑り込んで、かつ上方へ牽引しやすいように工夫の施された抜糸専用の剪刀である。代表的なものにSpencer（スペンサー）剪刀がある（**図9-9**）。なかには、縫合糸の切断後に、さらに刃先を閉じることでそのまま縫合糸を把持し、鑷子でつかまなくても抜糸できるものもある（**図9-10a, b**）。

Chapter 9 剪刀の構造と種類

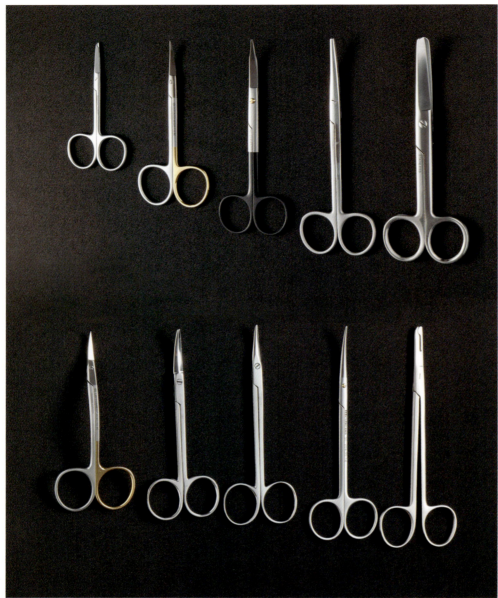

図 9-11 手術で使用されるさまざまな剪刀。

4-5　Cooper 剪刀

　Cooper 剪刀は、一般外科では組織の剥離や切断に使用されるが、細かな操作が要求されるインプラント外科では、あまり用途はない。刃部には直と反りのものがあり、覆布やテープの切断に使用するのに有効利用される（**図9-3b**）。反り剪刀は、刃を閉じた状態で鉤の代用として組織の圧排に用いることもできるが、本来の使用法ではない。

5　剪刀の重要性

　本 Chapter では、剪刀について製品レベルでの解説をしたが、さまざまな剪刀の中から用途に合ったものを選択したり、購入したりする際の参考になれば幸いである（**図9-11**）。また、手術における剪刀は、縫合糸を「切断」する用途だけのものではなく、組織を「切離」し「剥離」する場合にも重要な役割を担っているということを強調した。

Chapter 10

剪刀による軟組織の剥離

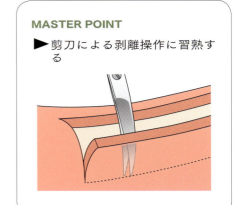

MASTER POINT
▶剪刀による剥離操作に習熟する

1 剪刀の役割

　本Chapterでは剪刀の実際の使用法について解説していきたい。剪刀は文字どおりハサミであるから「物を切断する器具」であり、口腔領域の手術でも縫合糸や組織の切断に使用される。しかし、剪刀はそれだけの道具ではない。軟組織の剥離や圧排にも利用される。
　ここでは、剥離のための器具としての剪刀を中心に解説していきたい。

2 口腔軟組織での剪刀の役割

　口腔軟組織を扱う際、剪刀は小帯切除術、遊離粘膜・結合組織移植術における移植床の準備や移植組織のトリミング、歯肉の部分層弁の形成などにおいて重要な役割を担っている。どれもインプラント外科を行ううえで欠かせない手術であり、そこでの剪刀の扱い方の習得は必要不可欠である。剪刀の操作についてここで強調しておきたいことは、いずれの手術においても刃先で組織を扱っているのだという意識を十分にもつことである。器具の先端のコントロールは外科の命である。それゆえ、これまで述べてきた器具の把持法、手首や腕の柔軟性、術者の姿勢など、術中に留意すべき諸々の注意点も、器具の先端を正確に操作させるために意識的、あるいは無意識的に決まってくるものだと言っても過言ではない。

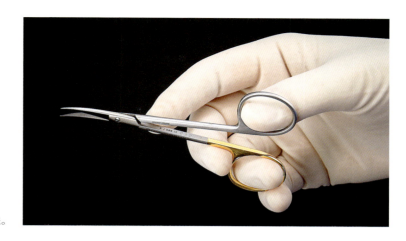

図10-1 剪刀の基本的把持法。

3 剪刀の基本的な把持法

　軟組織の切離や剥離を行ううえで、剪刀の先端をコントロールしやすい基本的な把持法は、親指と薬指を把持部の輪の中に通し、中指と小指で薬指側の輪を支え、人差し指は剪刀の右脚に軽く立てて添える方法である（*図10-1*）。この把持法は、脚部に添えた人差し指先端の動きが、術者の意思として剪刀の先端に伝わりやすく、刃先がもっとも安定し操作が正確に行える方法である。剪刀把持部の輪に中指を入れて把持する方法は、文具バサミや裁縫バサミのように刃の腹を使って切断を行う場合はよいが、剪刀の先端部での安定は得られず、刃先を駆使する操作には不向きである。特に、軟組織における剪刀の操作は、神経や血管などの近くで行われる場合もあり、それらの副損傷を防ぐ意味でも刃先の十分なコントロールは重要となる。なお、この剪刀把持法の考え方は、Chapter 4、2-1「持針器の基本的な把持法」の項で述べたものとまったく同様であるので、読み返していただければ幸いである。

4 剥離はメスか剪刀か？

　さて、メスによる剥離と異なり、剪刀を使用して行う軟組織の剥離は、通常は深部組織に対して行われ、口腔外科のある施設で頸部などの深部組織の手術でも経験しないかぎり、一般歯科では出会う機会が少ない操作である。深部組織の手術では、損傷してはならない神経や血管を周囲組織からいかにして正確に剥離できるかが大きなポイントであり、剪刀による組織の鈍的な剥離と鋭的な切離を繰り返すことで手術は進行していく。

剪刀による軟組織の剥離

　一方、インプラント外科ではその主たる手術対象が歯槽部であるために、神経や血管を周囲組織から剥離する機会は少ない。むしろ、歯肉の部分層弁の形成や口蓋粘膜・結合組織の採取に代表されるように、組織剥離は浅層で行われることが主である。こういった浅層での剥離は、深部手術での剥離法とは異なり、形成外科的な皮下剥離の技術が転用されている。形成外科的な皮下剥離法では、剥離層が脂肪や筋・骨膜に達しないかぎり、原則としてメスを使用することが推奨される。

　その理由は、剪刀で剥離するときよりも皮下組織を一定のレベルで、素早く、そして鋭的に切離できる点にある（*図10-2a*）。鋭的な剥離は組織の挫滅が少ないため、余計な組織損傷を起こさないので創傷治癒も良好になるものと考えられる。口腔粘膜でも同様に考えてよく、多くはメスによる剥離が頻用されている。しかし形成外科でも、その手術部位によってメスと剪刀とを使い分けているのが現状である。メスによる剥離は、視野が十分で操作性の良い部位で行うことが条件で、視野が悪く刃先の操作がスムーズにいかない状況下では、逆に副損傷をまねくことにもなりかねない。

　このことは口腔の手術でも当てはまる。口腔は狭くて視野の悪い部位が多く、メスによる操作は注意しなければならないことが多い。口唇、頬粘膜、舌などの可動部を鉤によって十分に圧排しなければ、それらをメスの腹などで誤って傷つけてしまうかもしれない。また、メスを両手で安定させるなどの慎重な操作をしないと、予定外の範囲まで刃先が滑ってしまうかもしれない。

　一方、剪刀による剥離においては、刃部が外側に付いていないため、視野や器具の操作性の悪い部位でもメスのような副損傷の危険性は少なくなる（*図10-3*）。しかし、剪刀では開閉操作によって周囲組織を押し広げながら剥離を進めるので、メスと比較して組織の挫滅は大きくなりやすい（*図10-2b*）。非侵襲的な剥離に少しでも配慮する対策としては、刃部の外側になだらかな丸みをつけるような工夫を施した形成剥離剪刀を使用することが挙げられる（Chapter 9　*図9-6*参照）。

メスによる浅層の剥離

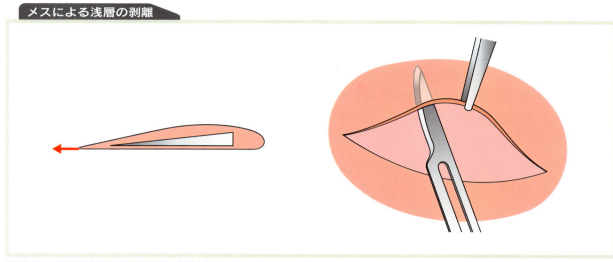

図10-2a 組織は鋭的に切離され挫滅が少ない。

剪刀による浅層の剥離

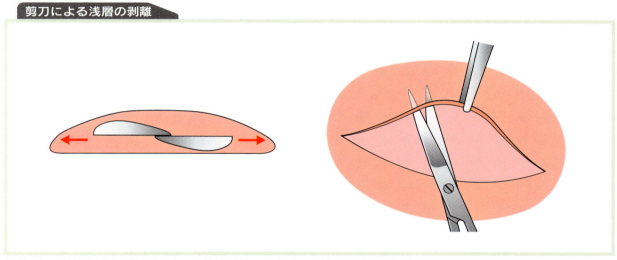

図10-2b 組織は剪刀の開脚操作によって押し広げられるので、メスに比べ挫滅が大きい。

メスと剪刀の刃部の操作域の違い

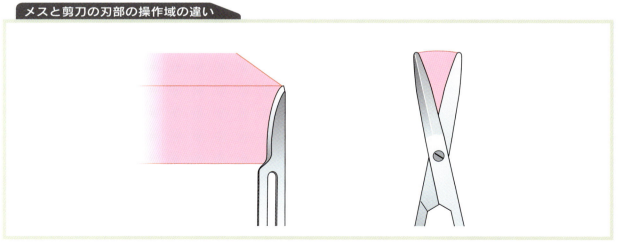

図10-3 メスは外側性、剪刀は内側性の操作域をもつ。剪刀は操作域が限られており、メスに比べて手術中の副損傷の危険性が低い。

5 剪刀による浅層の剥離

　形成外科における剪刀を使用した浅層の剥離の基本は、先端の鈍な反り剪刀の先端を上向きに使用し、その先端部と外側から当てた指先とで一定の層を確認しながら剥離を進めることである（*図10-4*）。これを口腔粘膜の剥離に当てはめてみる。たとえば、口蓋からの結合組織を剪刀を用いて採取する際、切開線より口蓋の正中に向かって剪刀の刃先を進めていくときに、反り剪刀の先端を上向きにすれば刃先が深部に入りすぎず、大口蓋動・静脈に直接切り込んでいくことはない（*図10-5*）。刃先が上向きであると、刃先のオーバーアクションで可動性の悪い口蓋粘膜を穿孔する危険性もあるが、それは先端が鈍な剪刀を選択し、粘膜の厚さを鑷子や指先で確かめながら少しずつ剥離することで解決できる。解剖学的理由や術者の経験不足などによってメスによる遊離組織の採取が困難な場合、以上のコツをつかめば剪刀を用いて比較的安全に手術を進めることができる。

　しかし、口腔内では口蓋のような凹面だけでなく、凸面や、さらには歯が邪魔をしていたり、粘膜の厚さや可動性に変化があるなどして、先端の鈍な反り剪刀を上向きに使用するという、形成外科での基本どおりに浅層剥離が行えないことも多い。たとえば、インプラント開窓手術で部分層弁の形成を行う場合を考えてみよう。剥離の対象部位である歯槽堤は凸に弯曲している。さらに、部分層弁の形成ではフラップが薄くて穿孔しやすい。したがって、小型で先端の切れが良い眼科剪刀のような鋭な反り剪刀を、歯槽堤の形態に合わせるように先端を下向きにして使用することもある（*図10-6*）。口腔では、その状況に応じて剪刀の選択や操作方法を変化させる必要がある。

剪刀による浅層の剥離

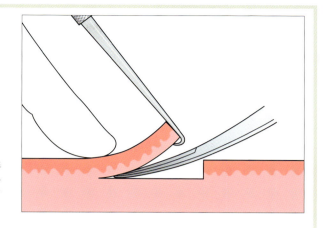

図10-4 形成外科における剪刀を用いた浅層剥離の基本。刃先の鈍な反り剪刀の先端を上向きにして、剪刀の先端と手指の腹とでフラップの厚さを感じ取りながら一定の層を保って剥離を進める。この時、創縁を鑷子や鉤で軽く持ち上げておくと視野の確保や穿孔の防止に役立つ。

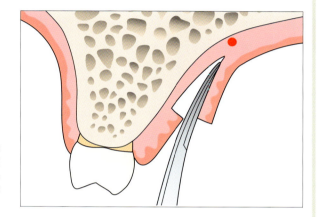

図10-5 口腔での剪刀による浅層剥離。例として口蓋粘膜の剥離を挙げる。反り剪刀の弯曲を上向きにし、口蓋の弯曲に沿わせるようにして剥離する。発想は**図10-4**と同様であり、刃先が深く入っていかないので、大口蓋動・静脈（●）の損傷防止にもつながる。

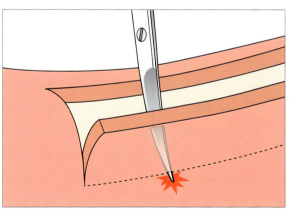

図10-6a 歯槽堤における剪刀による部分層弁の剥離形成。比較的硬い組織での部分層弁の形成には、眼科剪刀などの先端が鋭い剪刀を使用すると便利だが、剪刀の刃先を上向きにすると鋭な刃先で薄い粘膜を穿孔する危険性が生じる。

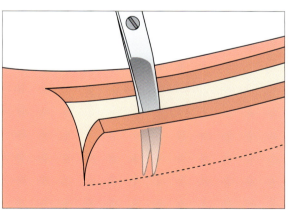

図10-6b 剪刀の刃先を下向きにし、歯槽堤に沿わせると穿孔しにくい。術野の状況によって操作法を変えることが重要である。

6 剪刀による深部での剥離

　今まで述べてきたように、インプラント外科での剪刀を使用して行う軟組織の剥離は、浅層にとどまることがほとんどであり、頸部などの深部組織の手術で行うような神経や血管を同定しながら組織の鈍的剥離を行う機会は少ない。しかし、その機会が皆無というわけではないのでその例を以下に述べる。

　インプラント外科で起こりうる重大な術後併発症の1つにオトガイ神経の損傷がある。オトガイ神経は、オトガイ孔から軟組織中に出現し皮膚に分布するので、下顎小臼歯付近で不用意な軟組織の切離を行うと神経を損傷する危険性がある。具体的には、下顎頬小帯切離移動術、口腔前庭拡張術、オトガイ神経移動術では神経損傷の危険が伴う。頬小帯の付着位置が高く、インプラント周囲炎を惹起する可能性がある場合に下顎頬小帯切離移動術はよく行われるが、下顎頬小帯の近くにはオトガイ神経が通過しており、上唇小帯、上顎頬小帯、舌小帯の切離移動術のときのようにメスや剪刀で安易に軟組織に切り込んではならない。まず、メスでごく浅い切離を加えたら、先端が鈍である剪刀を刃先を閉じたまま組織内に挿入し、開く動作のみを行って、剪刀の外側で組織を押し広げるようにして鈍的剥離を行い、線維束をほぐしていく。薄くばらされた組織内に神経がないことを確認したら、剪刀をわずかに開いて確認した部分のみを鑷子などで補助固定しながらゆっくりと切離する。この操作を繰り返して慎重に剥離を進めていけば、不用意に神経を損傷することは防止できる。

　特に頬小帯相当部の歯が欠損していて顎堤が萎縮している場合は、メスで安易に骨膜に達するような切開をするとオトガイ神経の損傷につながりやすい。そのため、簡単な頬小帯切離移動術や口腔前庭拡張術であっても、剪刀による剥離操作で慎重に対処したい（*図10-7a〜d*）。

　つぎに、オトガイ神経移動術における剪刀の役割についても触れておきたい。オトガイ神経移動術といえば、術中の神経損傷にもっとも気を遣う手術の1つである。しかし、術式の話題はいつも下顎骨内から神経を引き出す処置に集中している。もちろんバーやその他の器具で神経を傷つけないようにして骨を扱うことは重要である。しかし、一方では術中操作や助手の鉤引きなどで軟組織中のオトガイ神経が強く牽引されて伸展したり、神経が細い場合はちぎれる可能性があることにも留意しなければならない。骨外のオトガイ神経損傷を防ぐためには、骨内へのアプローチを行う前にオトガイ神経を周囲から十分剥離し、鉤引きなどの動きに同調して神経が牽引されないように周囲の軟組織からよく分離させておくことがポイントとなる。

下顎頬小帯切離移動術での軟組織の剥離

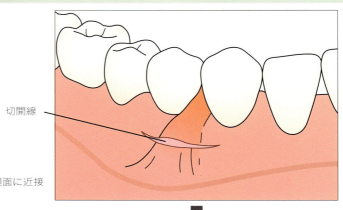

図10-7a 萎縮した顎堤を想定。オトガイ神経が粘膜面に近接している可能性があり、切開は浅く行う。

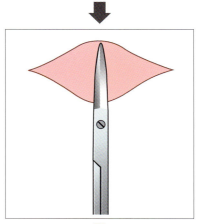

図10-7b 形成剥離剪刀などの鈍な反り剪刀を、刃先を閉じたまま深部組織内にていねいに挿入する。

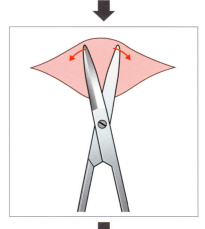

図10-7c 剪刀の開脚操作で、周囲組織を鈍的に剥離する。剪刀脚部の外側には刃は付いていないので、この操作によって神経は切断されない。

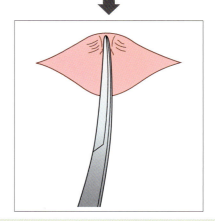

図10-7d 鈍的剥離によって薄くほぐされた組織内に神経がないことを確認してから、その部分だけを剪刀の閉脚操作で切離する。この方法を少しずつ繰り返すことで安全な剥離操作が達成される。

下歯槽神経移動術での軟組織の剥離

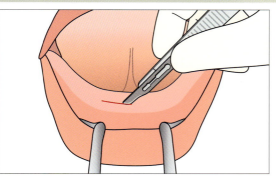

図10-8a 萎縮した無歯顎を想定。オトガイ孔は歯槽頂近くにあるため、切開は歯槽頂を避けた犬歯間相当部のやや口腔前庭側に浅く行う。

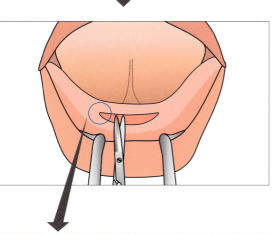

図10-8b オトガイ筋などの骨膜上の組織を剪刀で切離する。骨膜に達したらメスであらためて骨膜切開し、骨膜剥離子で骨膜下を遠心に向かって剥離し、オトガイ孔の位置を確認する。

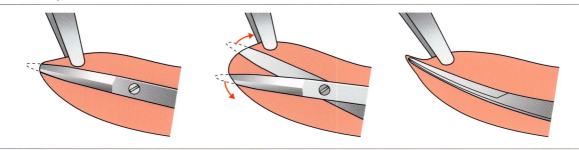

図10-8c 遠心への切開線の延長は、オトガイ神経の損傷を避けるため、形成剥離剪刀などの刃先が鈍な反り剪刀を、先端を上向きに粘膜下に挿入し、開脚操作で遠心に向かって鈍的剥離を進めることから始める。粘膜下の組織を剥離した後に、鑷子で粘膜をつまみ上げ、神経のないことを確認しながら切開線の断端を剪刀で切断し、遠心に延長していく。

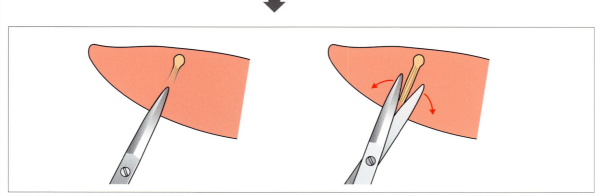

図10-8d オトガイ孔相当部よりも遠心まで切開線が延長できたら、剪刀で鈍的に剥離し神経束を軟組織から探し出す。神経周囲での剥離は、剪刀を神経走行に沿わせて行うと神経束に無理な力がかからない。

ここで、必要となってくるのが剪刀による剥離操作である。オトガイ神経移動術の対象となる症例の多くは、顎骨吸収の進行した無歯顎で、歯槽頂近くにオトガイ孔が存在している場合が多い。この場合、歯槽頂で骨膜切開を一気に行うと切開時にオトガイ神経を切断してしまうのでやや口腔前庭側ぎみに切開線をずらし、明らかにオトガイ孔から離れた前方に浅い水平切開を加える。骨膜に達するまでメスか剪刀を用いて線維組織やオトガイ筋を徐々に切離し骨膜に達する。その周囲にオトガイ孔のないことを再度確認してからあらためて骨膜を切開し、骨膜剥離子で遠心に向かってていねいに骨膜下を剥離、骨膜の内面からオトガイ孔の位置を同定しておく。

　次いで、最初の水平切開の断端から遠心に向かって形成剥離剪刀を粘膜下に浅く挿入し、前述の下顎頬小帯切離移動術の項で示したごとく軟組織をていねいに鈍的剥離していく。筆者らが形成剥離剪刀を使用する理由は、先端が鈍で神経を傷つけないこと、刃部の外側が薄く丸く仕上げてあり周囲組織の挫滅が小さいこと、関節部が先端寄りで細かな操作に向いているためである（Chapter 9　*図9-6*参照）。次にオトガイ神経が一部でも軟組織内に透けて見えてきたら、そこを起点として剪刀の方向を神経に沿わせるように変え、すでに同定したオトガイ孔に向かって神経を露出していく。剪刀の刃先の方向を神経走行の方向に一致させることは、操作中不用意に神経を引き伸ばさないための配慮である。こうしてオトガイ神経を十分に余裕をもって周囲軟組織から分離することができ、剪刀はその役割を果たすことになる（*図10-8a〜d*）。

　なお、オトガイ神経移動術は術後知覚異常の出現率がきわめて高い手術であるので、適応症は慎重に検討されるべきものである。初心者にはけっして推奨されるべき手術ではないが、剥離目的の剪刀の扱い方を示す良い例であるため、ここではあえて術式を取り上げることとした。

Chapter 11
縫合糸の切断

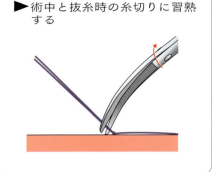

MASTER POINT
▶術中と抜糸時の糸切りに習熟する

1 「切る」剪刀

　Chapter10では、剪刀による軟組織の剥離操作について解説したが、これは生活道具としてのハサミにはない操作であった。本Chapterでは、剪刀の主たる使用法である「切る」ことに着目する。縫合糸の切断について、手術中の糸切り時と術後の抜糸時に分けて解説したい。

2 縫合糸の糸切りの長さ

　結紮時の縫合糸を切断する際の基本は、縫合糸の縫合結節から断端までの残したい長さが希望どおりになるようにし、しかも周囲組織に副損傷を起こさないことである。さて、ここでいう残したい縫合糸の長さとはどのくらいなのだろうか。実際、縫合糸端を2mmしか残さないとどうなるか、1cmも残せばどうなるかは、初心者でも日々の臨床で経験的にわかっていることであろう。もし2mmしか残さなければ、抜糸時に鑷子で縫合糸端を把持しにくく操作に難渋する。特にナイロン糸で縫合した場合では、組織中に縫合糸端が埋入し縫合糸を見失うことすらある。さらには抜糸時期以前に結節が解け、縫合糸が自然脱落する可能性もある。一方、1cmの縫合糸端を残せば、抜糸で患者が来院した際、ナイロン糸では縫合糸端による刺激で舌や頬粘膜に潰瘍を形成していたり、また、絹糸では縫合糸の周りに食物残渣が多量にこびりついていることもあるだろう。したがって、口腔内では5mm前後の長さを残すのが適当だろうと、われわれは日常の臨床を通じて経験的に判断している。

さらに、適切な糸切りの長さは状況によって臨機応変に決めるべきである。本来、縫合糸端の長さは、結紮される組織の重要性、抜糸までの期間、抜糸の必要性、使用する縫合糸材の特性などを十分に考慮して決定されるものである。一般外科でも、被結紮物の重要度に従って長さを決定するように推奨している。すなわち、重要な結紮であれば縫合糸端を長く残し、重要性が低ければ短く切断するのが基本となっている。

例として、血管の結紮について考えてみよう。動脈のように、術後出血が重大な術後併発症を引き起こす血管では結紮後の縫合糸端を長くするが、小血管からの出血では縫合糸による異物反応や感染のリスクを減らすために短くするべきである。

さて糸切りの長さに関して、インプラント外科領域においてはどのような実例があるだろうか。たとえば、内層縫合後の糸切りについて考えてみる。内層縫合はオトガイ骨移植のドナー部の閉創などで行う機会が考えられるが、後で抜糸しないので、異物である縫合糸は短く切断するべきということになる。

また、糸切りの長さを臨機応変に決めるべき例として、ナイロン糸による閉創後の糸の切断を挙げてみる。ナイロン糸はモノフィラメントで滑りやすく、結紮の回数が少ない場合は緩みがちで、縫合糸端が短いと結節が解けやすい。よって、一般外科での糸切りに準じれば、絹糸よりも長めに糸切りするほうがよい。しかし、口腔ではナイロン糸（特に3-0以上の太くて腰の強いもの）を長めに残すと粘膜を刺激しやすく、あまり長めの糸切りでも思わしくない（**図11-1**）。縫合糸端と周囲組織との位置関係に十分配慮し、状況に合わせて糸切りの長さを決定するべきである。

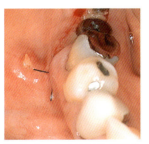

図11-1 ナイロン糸の縫合糸端による頬粘膜潰瘍。

3 結紮後の縫合糸切断の剪刀操作

さて、結紮後に残すべき縫合糸端の長さを、正確に判断しながら糸切りをするには、どのように剪刀を操作すればよいのだろうか。まず剪刀の把持法であるが、Chapter10で述べた軟組織の剥離操作における剪刀把持法の基本と同様である。すなわち、親指と薬指を剪刀把持部の輪の中に通し、中指と小指で薬指側の輪を支え、人差し指は右脚に軽く立てて添える把持法で、脚部に添えた人差し指先端の動きが剪刀の先端に正確に伝わり、刃先での操作がもっとも安定する方法である。

そして、その把持法によって糸の切断を行うことになるが、まず最初に一般外科での基本的な切断法を述べる。使用する剪刀の基本は、Cooper剪刀に代表されるように先端の鈍な反り剪刀である。刃先をわずかに開きながら、切断したい縫合糸に沿わせて縫合結節部に向かい剪刀を降ろしていく。そして、刃先が縫合結節に当たるか、あるいは結節近くで組織に接触するところで止めて切断するのが基本である。残すべき縫合糸端の長さは、剪刀の傾き

結紮後の縫合糸切断の剪刀操作

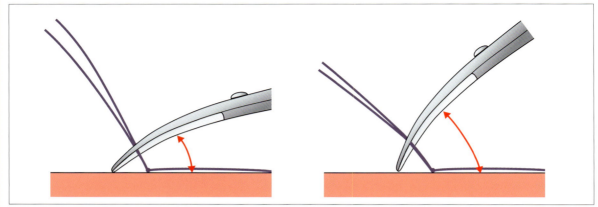

図11-2 結紮後の縫合糸の切断。切断する剪刀の角度によって残すべき縫合糸端の長さが決定される。

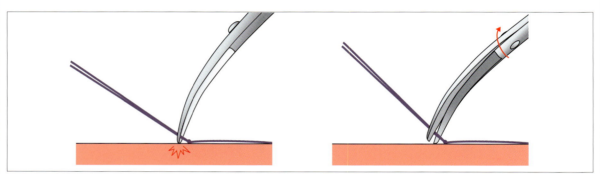

図11-3 結紮後の縫合糸の切断。両刃の切っ先が、同時に粘膜に触れたまま縫合糸を切断すると、切っ先で粘膜をも切断してしまう可能性が生じる(左)。剪刀を水平にわずかに傾ければ、片刃の切っ先から外れた部分に切断の支点が移動し、安全に切断が行える(右)。

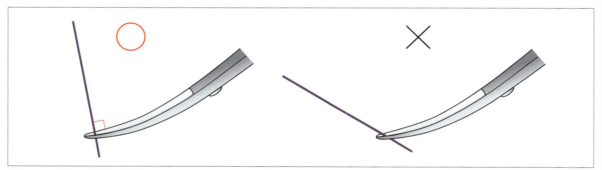

図11-4 縫合糸切断時の剪刀と縫合糸との角度。両者が直角であると切断部は点として捉えられ明確である(左)。斜めに切断すると切断部は明確ではない(右)。縫合糸の断端も鋭的になり、周囲粘膜を刺激しやすくなる。

によって決定される(**図11-2**)。切断の際の剪刀の安定をよくするためには、剪刀の先端部を支点にして切断するとよい。ここでは、反り剪刀の弯曲を下向きにして使用すると支点の安定がよくなる。この際、切っ先を支点にすると両刃の先端が同時に粘膜に接触し、閉脚操作で組織を切断してしまうのでよくない。剪刀を垂直的にだけではなく、水平的にも傾けて、切っ先ではなく、むしろ片刃の側面を支点にするのがコツである。水平的な傾きによって、縫合糸の縫合結節から切断部にいたる部分が明視野におかれるようにもなり、安全性も高まる(**図11-3**)。

抜糸時のさまざまな剪刀の把持法

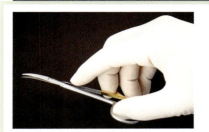
図11-5a　基本的把持法。

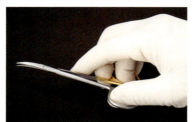
図11-5b　人差し指を脚部の側縁にずらす方法。

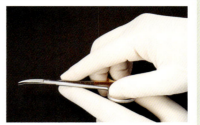
図11-5c　左手を添える方法。

　さらに切断される縫合糸と剪刀の刃は、直角に近い角度を保つことが重要で、切断点がつねに明確にされなければならない。剪刀が縫合糸に対して斜めに切断された場合の切断部は、点ではなく線となり、縫合結節からの距離は明確ではなくなる。さらに縫合糸の切断端が鋭的になり、特にナイロン糸では周囲の粘膜を刺激しやすく、潰瘍形成を促すことにもつながる（**図11-4**）。

4　口腔内での縫合糸の切断

　前項では、一般外科における結紮後の縫合糸を切断するための基本について述べたが、口腔内ではどうであろうか。口腔内では、歯や頬粘膜、口唇、舌などが邪魔をしたり、口腔の形態が複雑なために視野が悪い部位もあり、基本どおりにはいかず、剪刀の先端部を支点にできないことも多い。剪刀の先端を浮かせて切断したり、反り剪刀の先端を上向きにしないと切断しにくい場合もある。その場合、基本にこだわりすぎると操作が難渋し、逆に副損傷をまねくことになる。口腔内の操作では手首を柔らかくして、十分楽に切断できるようなリラックスした状態をつくり、状況に応じて剪刀を操作するべきである。剪刀先端部に支点が設けられない場合は、剪刀を安定させるために、歯や口角などに剪刀脚部を触れさせるとよい。
　前項で述べた人差し指を脚部上にやや立てて添える剪刀の把持法は、軟組織の剥離や切離時は、刃先の良好なコントロールが行えるので神経や血管の副損傷を防ぐうえで都合がよい。しかし、縫合糸の切断時は人差し指を脚部の側縁にずらしたほうが切断しやすい場合もある。また、どこにも支点を設けられない場合は、剪刀脚部に左手を添えて安定を図るようにする場合もある（**図11-5**）。
　さらには、助手に組織の圧排や縫合糸の把持を任せたり、自分が糸を把持し助手が縫合糸を切断するなど助手の参加も考慮すべきで、術者の操作中に

抜糸の基本

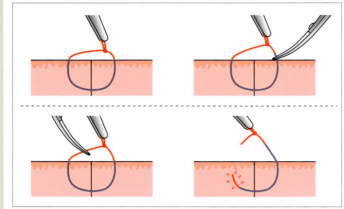

図11-6　抜糸の基本。縫合糸端を鑷子で上方に軽くつまみ上げ、縫合糸の粘膜下にあった部分を切断するとよい（上段）。縫合糸の露出部を切断すると汚染した部分が組織内を通過する（下段）。

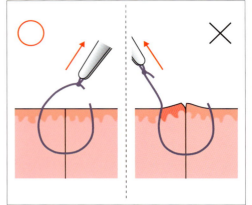

図11-7　抜糸の方向。創面の方向に縫合糸を引き抜くのが基本（左）。創面から離れる方向に引き抜くと創縁を離開させる力がはたらき好ましくない（右）。

患者に苦痛を与えることのないように、もっとも安定した状態で素早く操作できるような環境を整えることが重要である。

5　抜糸の基本

　皮膚における抜糸の基本は、縫合糸端を鑷子で上方に引き上げ、縫合糸の組織内に埋まっていた部分を露出させておき、その部位を剪刀で切断することである。もし、すでに露出した部位で切断すれば、縫合糸を引き抜いた際に汚染した縫合糸が組織内を通過し感染の原因となる（*図11-6*）。口腔領域においても、この感染防止のための基本は教科書的に述べられている。

　さらに、切断後の糸を引く方向も重要である。糸引きは創面に向かうようにし、縫合糸の牽引力で創を開かせないように配慮するべきである（*図11-7*）。

　抜糸の時期は、身体部位や縫合法によって異なってくる。体幹では通常7日前後に抜糸を行うが、顔面や頸部の皮膚で真皮縫合を行っている場合は、閉創に用いた縫合糸は早めに抜糸する。通常5日目に抜糸するが、審美性を重視した部分では縫合糸をできるだけ早く除去し、瘢痕形成の原因となる組織の異物反応を最小限にとどめるように配慮する。また関節部のように、運動による張力が大きく血行も悪い部分では、抜糸時期を遅らせ10日目に抜糸することも多い。しかも、抜糸後も張力に対してテープを用いて減張固定を行い、創面の安静を保っている。それでも上記の条件の悪さから関節部での手術瘢痕は残りやすい。以上より、抜糸時期は創の状況によって異なることがわかる。口腔内では、審美性を重視する部位もあれば、張力の著しい部位

もある。抜糸は術後1週間と単純に決めつける必要はなく、創を十分に観察し状況にあった抜糸時期を考えるべきであろう。

さらに、抜糸前の準備も重要である。これについては形成外科の大家であるMcGregor[13]が述べている。すなわち、

(1) 明るい照明
(2) 先端が細くて鋭利な切れ味の良い剪刀
(3) 把持力に優れた鑷子の準備

が安全で正確な抜糸を行うための条件であると言っている。これらは、いたって常識的なことである。照明については歯科用チェアでは問題ないものの、先端の切れない剪刀で何度も開閉脚を繰り返し、苦労して縫合糸を切断したり、鑷子の両端がうまく合わずに縫合糸がよくつかめなかった経験はだれにでもあるのではないか。大切なことは、そういったことを経験した後に、手術器具をそのままにせず改善策をすぐに立てることである。McGregorはさらに術者や患者の姿勢についても言及している。術者は、肘を安定させ震えずに手首から先を滑らかに動かさなければならず、患者も縫合部が動かないように安定しているようにするべきであるとしている。口腔でもまったく同様である。研修医が患者に覆い被さるように不自然な姿勢で抜糸する姿を時々目にするが、術者が自然体で構えてもっとも操作しやすいようにするべきである。患者に、術者の方向に首を傾けてもらい、動かないでいるように協力してもらうことも時には必要である。術者が安定した姿勢を保つほうが、安全で正確な抜糸操作につながり、結果的には患者にも迷惑をかけなくてすむ。

6　口腔内での抜糸

さて、口腔内での抜糸も上記の一般的な抜糸方法に準じて行うことができるが、解剖学的な規制のために皮膚での抜糸と比較し明視野が得られず、より注意深く操作しないと剪刀の刃で粘膜を損傷するなどの副損傷を起こしやすい。安全に抜糸を行うためには、片刃を縫合結節の下に挿入するときと、その後に切断するときに、刃部で組織を傷つけない配慮と集中力が必要となる。ここでは、感染に対する配慮よりも、むしろ周囲組織の副損傷を防ぐことに重点がおかれている。絹糸で縫合した場合、縫合時から抜糸までの約1週間に縫合結節はある程度粘膜上から浮いてきており、剪刀の片刃を縫合糸の輪の中に挿入することはそれほど困難なことではない。しかし、ナイロン糸で縫合した場合、経時的な抗張力の減少が少ないので縫合結節は粘膜から浮きにくい。さらには、異物反応も少ないために縫合糸端が粘膜内に埋入していることすらある。もし、縫合結節が組織内に埋入していたら、鑷子で縫合糸端をゆっくりとつかみ上げ、先端をやや閉じた状態で剪刀を縫合糸に沿って滑らせ、組織内にある縫合結節の存在を先端で感じとった後、縫合結節の下に刃先を確

組織内に縫合結節が埋入した場合の抜糸

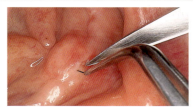
図11-8a 消毒後、縫合糸端を鑷子で確実につかみ、剪刀の先端を閉じたまま縫合糸に沿わせて粘膜内へていねいに挿入する。

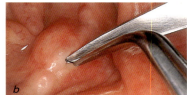
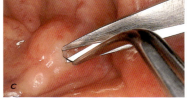
図11-8 b, c 剪刀の開脚操作のみによって周囲粘膜を徐々に拡げていく。

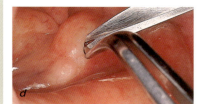
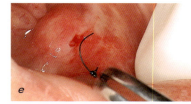
図11-8 d, e 切断は縫合結節を確実に探し出してから行う。

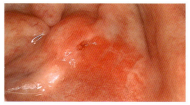
図11-8 f 粘膜の損傷は最小限となる。

抜糸時の併発症

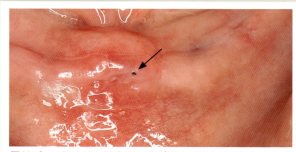
図11-9a 抜糸時の縫合糸切断が縫合結節上で行われたために生じた残糸。

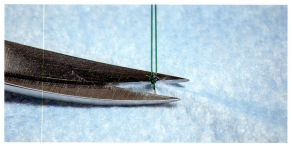
図11-9b 抜糸時にやみくもに縫合糸の切断を行うと周囲粘膜(図では布で表現)を損傷する。

実に挿入して切断する(**図11-8**)。やみくもに切断すると切断部が結節の上方になったり、ひどい場合は周囲の粘膜を切離し、出血させて視野を悪くするうえ、患者にも余計な苦痛を与えることになる(**図11-9**)。また、ePTFE糸で縫合した場合、その縫合結節が組織内に深く食い込み、ナイロン糸以上に抜糸に難渋することがある。ePTFE糸は心臓血管外科でも使用されるほど生体親和性が高く、体内での留置が可能である。しかし、吸収糸ではないので、口腔の閉創に用いた場合は抜糸が必要な材料である。筆者らの経験の中から申し上げれば、ePTFE糸の縫合結節は埋入していても周囲組織とは完全に癒着しているわけではないので、剪刀の先端の開脚操作で周囲組織を圧排し、結節を探し当てることは可能である。もし、この操作が周囲組織に侵襲的であるようなら、抜糸時期を遅らせるのも1つの手段である。ePTFE糸はモノフィラメントであり、2〜3週間程度留置しても感染のリスクは低い。むしろ、抜糸後に残糸があった場合の感染リスクのほうが高い(Chapter 6 **図6-7**参照)。

ところで、③「結紮後の縫合糸切断の剪刀操作」の項でも述べたが、剪刀の把持法は抜糸時においても状況に応じるべきである。たとえば、剪刀を把持する人差し指を脚部の側縁にずらしたほうが、脚部上に添えるよりも切断し

抜糸時における剪刀の把持法

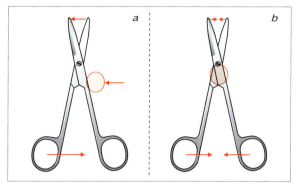
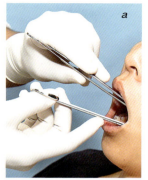
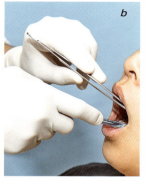

図11-10　脚部に添える人差し指の置き方。親指側の片刃のみが動刃になり、他側の刃が静刃となって切断が行われる場合、人差し指（○）を剪刀脚部の側縁に添えると人差し指が動刃の動きに拮抗して剪刀全体が安定する（*a*）。両刃が動刃となる場合、人差し指を脚部の上方に添えると両刃への抑制が効き、剪刀は安定する（*b*）。

図11-11a, b　剪刀の操作は状況に応じて行われる。手背を下向きにしたほうが操作が安定する場合もある。

やすい場合もある。抜糸時は、組織の切離時や縫合糸結紮後の切断時と異なり、剪刀の片刃が閉脚操作に先だってあらかじめ縫合結節部の輪の中に挿入されている。すなわち、片刃が静刃となって縫合糸の輪の内方から縫合糸を支持し、他方の刃が動刃になって切断が遂行されることになる。もし、薬指側の刃が縫合糸の輪の中に挿入され、親指側の刃が動刃になって切断する状況下であれば、親指の閉脚運動に拮抗するように人差し指を脚部の側縁にずらして置いておくと動刃に左右からの抑制が効き、剪刀の動きは安定しやすくなる。一方、組織の切離時や、縫合糸結紮後の切断時は切断の対象物が両刃の中央となり、両刃がともに動刃になるので、人差し指は脚部上に添えるほうが剪刀が安定し刃先のブレが最小限となる（*図11-10*）。

その他、剪刀の操作に関しては、手首を回転させ手背を下向きにして切断を行うと便利なこともある（*図11-11*）。また、Chapter 9に述べた口腔内抜糸専用のSpencer剪刀などの使用も考慮にいれたい（*図9-9*参照）。

7　剪刀の応用範囲

剪刀の使用法は外科全体に話を広げれば、血管周囲での組織剥離、筋膜や血管鞘の押し切り操作や削ぎ取りなどその応用範囲は実に広く、剪刀を自在に使いこなすようになることは、メスさばきの会得以上に外科医が努力を惜しんではならないことである。本書では、インプラント外科での剪刀の使用法という制限から切断と剥離に話題を絞った。ここでは器具の先端での操作を強調してきたが、ほかの剪刀操作においても先端操作の重視は同様であり、手術を円滑に進めることにつながる。

Chapter 12
ノミの種類と使い分け

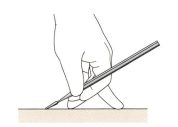

MASTER POINT
▶ 正確で安全なノミの扱い方に習熟する

　インプラント外科における骨形成術は、最近のインプラント治療において必要不可欠であり、重要な役割を担っている。それには骨を分割したり削開したりする技術の習得が必須であり、ノミ、ドリル、鋭匙の扱い方に習熟しなければならない。本Chapterでは、そのなかでも使用頻度の高いノミの扱い方について解説していきたい。

1　術野の確保

　ノミは骨を扱う道具であり、本書では今まで触れてきたことがなかった。しかしながら、軟組織の扱いで活躍するメスや剪刀と同様に、鋭利な刃先をもつことに変わりはない。したがって、ていねいな扱いを怠れば骨に不必要な損傷を与えるばかりか、周囲の軟組織や神経、血管などの重要臓器、さらには術者や助手の手指までも損傷する可能性がある。ノミを用いて骨の分割や削開を行う際は、手術が安全に進められるよう鉤や外科用吸引管による十分な視野の確保と術野の展開がまず必要となる。この条件が確実に満たされなければ、骨形成の操作に移ってはならない。

2　ノミの使用法

2-1　ノミの種類
　ノミにはさまざまな種類や大きさがある（**図12-1**）。構造に違いがあるに

ノミの種類

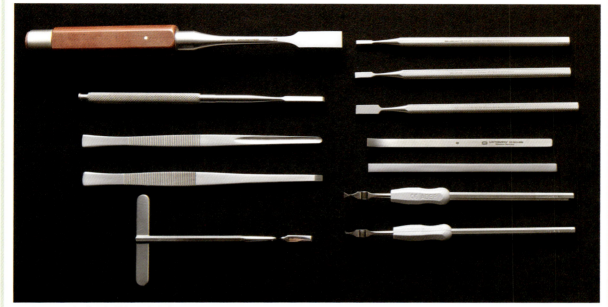

図12-1 さまざまな種類や大きさのノミ。

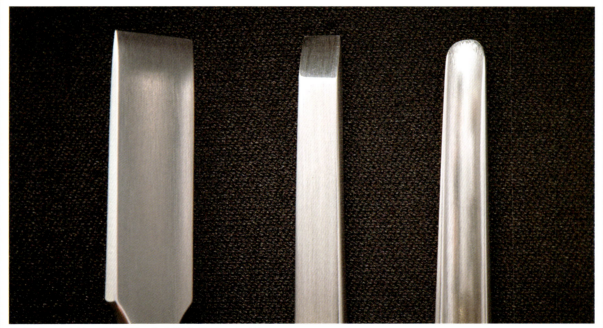

図12-2 左より、骨切り刀、角ノミ（片斜面）、丸ノミ。

せよ、おおまかに分けて角ノミ、丸ノミ、骨切り刀（オステオトーム）の3つに分けられる（**図12-2**）。通常、歯槽骨レベルでの外科では角ノミと丸ノミが使用され、骨のブロック採取、顎変形症、顎骨離断などの顎骨レベルでは、骨切り刀がこれに加えて必要になってくる。

角ノミ

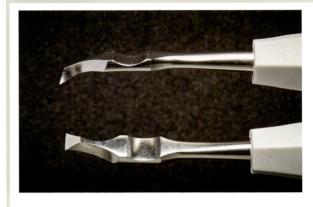

図12-3　オーシャンビンチゼル。角ノミの一種。

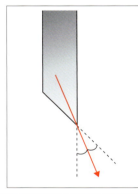

図12-4　角ノミの分割方向は、斜面と水平線との二等分線上にある。

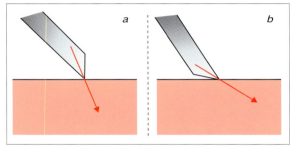

図12-5　角ノミの斜面が上方になるように骨面にあてた場合、分割方向は深部に向かう(***a***)。斜面を下方に向けると分割方向は骨面に沿うようになる(***b***)。

2-2　ノミの使い分け

それぞれのノミはどのようにして使い分けたらよいのだろうか。丸ノミは骨に溝を掘ったり、埋伏智歯の抜歯などで歯冠周囲の骨を除去するのに使用されるが[14]、インプラント外科においては登場の機会は少ない。一方、角ノミと骨切り刀はインプラント外科において頻繁に使用の機会がある。角ノミは基本的に片面が斜面になっていて、骨を削ったり、すでに割線の入った骨や歯を楔の効果で押し広げて分割するのに使用される（刃の両面が斜面になっているものについては後述する）。

2-3　角ノミ

骨を削ることを目的にした角ノミの典型としてオーシャンビンチゼルが挙げられる。このチゼルは刃の先端や側面を使い、骨の表面を削ぎ取るようにして歯槽骨整形を行うためのノミで、歯周外科では古くから使用されてきた。先端をよく見てみるとノミの片側が斜面になっており、角ノミの一種であることがわかる（図12-3）。また、角ノミの楔効果を利用して分割を行う例としては、歯の分割抜歯で使用される角ノミが挙げられる。この角ノミは、斜面の角度が大きく、ノミが深部に進むに従って、分割される対象物の押し広げられる割合が大きくなるようになっている。そして、斜面と水平面の二等分線上に向かって割が入るようになっている（図12-4）。したがって、斜面が上になるようにして骨に当てれば、ノミはしだいに骨に深く食い込んでい

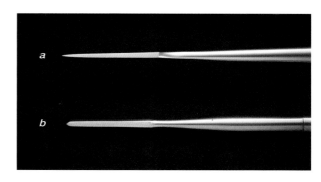

図12-6 骨切り刀（**a**）と角ノミ（**b**）の側面観。形態は類似しているが、刃の厚さ、刃先の鋭さに大きな違いがある。

くが、斜面が下になるようにすると骨面に沿うようにノミが進み、骨表面だけを削ぎ取っていくことができる（**図12-5**）。

2-4　骨切り刀と角ノミの使い分け

　骨切り刀は、両面が斜面になっている。そして、その角度は急で先端が鋭利になっている。文字どおり骨を切るために使用されるが、角ノミのように楔の効果を期待したものではない。刃は薄くてもろく、垂直に適度な力で槌打しないと刃を損傷することになる。けっして角ノミと同じ扱いをしてはならない。逆に、角ノミも骨切り刀の効果を期待して使用してはならない。角ノミには片斜面だけでなく両斜面のものもある。この両斜面を有する角ノミと骨切り刀とは形態が類似しているが、先端を側面から見れば刃の厚みと角度は異なっていることがわかる（**図12-6**）。熟練者でもこの違いを意識せず、両者を漫然と使用している者も多いので、初心者はことさらに注意したい。

　実際、下顎枝前縁、下顎臼後部、オトガイ部などからブロック骨を採取する際は、骨切り刀と角ノミを適宜使い分けなければならない。すなわち、骨切り刀で骨切りを行っておいてから、角ノミに代えて骨を押し広げて分割していくべきである。特にブロック骨採取の最終段階で骨をこじる際は、けっして骨切り刀を割面に挿入してひねりを加えるようなことは避けなければならない。

2-5　骨切り刀の使用上の留意点

　つぎに、骨切り刀を使用する際の留意点について述べる。口腔内は視野が悪く、形態も複雑なため、骨切り刀を用いて皮質骨の骨切りを開始すると、刃先の平面が骨面に垂直にあてがわれにくいので、刃先が滑って思わぬ副損傷を起こしかねない。最初にドリルのバーによって切断線上にガイドホールを形成しておいてから、それらをつなげるように骨切り刀を用いると安全である。また、オトガイ神経など重要臓器が術野に近い場合には、それを保護するように鉤をあてがい、槌打の際に刃先が滑ったとしても刃先を鉤で受け止めるような位置に鉤を設置しておく配慮も必要である。

　骨切り刀には口腔内での操作性が向上するように刃部に屈曲を設けたものもある。オトガイ骨のブロック採取の際に口唇が邪魔にならず便利で、骨面に対して垂直に骨切り刀を挿入しやすい。しかし、このような器具もあくまで骨切りが目的であり、先に述べたように骨切りの後に刃先で骨をこじってはならない。骨切り刀の用途はあくまで明確にされるべきである。

骨切り刀とノミの使い分け

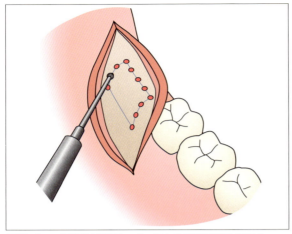

図12-7a 外形線の設定。バーによる皮質骨穿孔を行う。

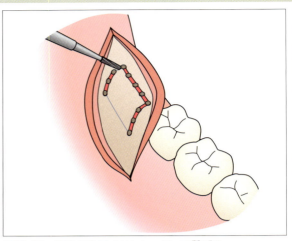

図12-7b 穿孔部をフィッシャーバーで繋げる。

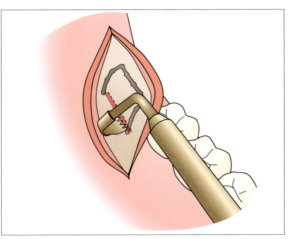

図12-7c 下端は頬側軟組織の巻き込み損傷を防ぐために超音波切削器にて骨切りを行う。

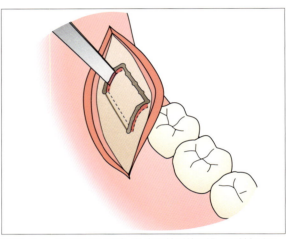

図12-7d 骨切り刀で前方、後方の外形線に沿って槌打する。いわゆるキリを入れる工程である。この際、刃先が骨面に垂直になるよう留意する。

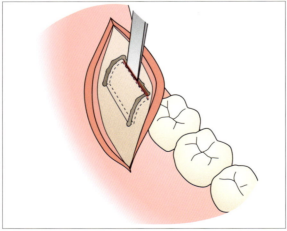

図12-7e 骨切り刀を近遠心的に入れ槌打する。dでキリが入っているので余分な骨亀裂を防止できる。

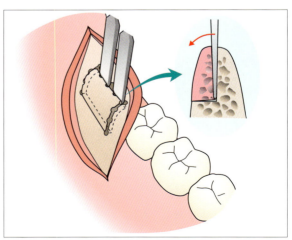

図12-7f 角ノミに交換し、下方に向かって槌打する。ノミの先端が深部に進めば、ノミの刃の斜面に従って骨片はより外側に押し広げられる。先端が骨切り線下縁に達したらノミを外側に倒し、ブロック骨を骨折させ採取する。この操作は骨切り刀で行ってはならない。

2-6　インプラント手術における骨切り刀

　以上の留意事項を考えながら、インプラント手術での具体例を挙げる(**図12-7**)。例は下顎臼後部から下顎枝前縁にかけての外側骨片のブロック採取である。最初に、バーによる皮質骨の穿孔によって外形線を決定しておく。ノミはその後に登場するが、

　(1)第1のノミは骨切り刀を採取骨の最前方と最後方に入れる。いわゆる大工でいうキリを入れる作業である。これは、木目の方向に沿って第1のノミを入れると木片に必要以上の亀裂が入ってしまうので、それを防止するために最初に木目を横切る方向にノミを入れて亀裂を防止する方法であるが、下顎骨でも皮質骨の層板走行を考えて同様の作業が必要となる。

　(2)次いで、第2のノミを骨切り刀を用いて近遠心方向に入れる。操作中に亀裂が生じたとしても第1のノミによる骨切り線で亀裂は止まる。

　(3)比較的薄く幅の狭い角ノミ2本、あるいは幅広の角ノミ1本を軽く槌打しながら、骨片を外側に押し広げる。

　(4)角ノミの先端深さが、下方限界に近くなると骨片は外側に倒れ込んでくるので、ていねいにノミを外方に倒すと骨切り線の下縁で骨折し、一塊としてブロック骨が採取できる。

　なお、ブロック下縁の骨切りについてはバーで頬粘膜を巻き込むリスク、ノミが狭くて挿入しにくい状況を考えて、筆者らは手術効率はやや劣るが、安全性に優れる超音波振動手術用医療機器(ピエゾトーム®、ピエゾサージェリー®等)を用いて骨切りをしている。

　以上、本例で、骨切り刀と角ノミの使用用途の違いを再認識していただきたい。

2-7　骨ノミの把持法と大きさ

　ノミの持ち方については、親指をノミの柄の前面から、人差し指、中指、薬指を後面から持ち、小指は柄から離して薬指の先端とともに患者の体表に固定点として安定させる方法(**図12-8a**)や、親指、中指、薬指で柄を支え、人差し指と小指を体表への固定点とする基本的な方法(**図12-8b**)があり、いずれも槌打によってノミが滑るのを防止するように配慮された把持法である。しかし、口腔内では上記の方法で把持するのは必ずしも容易ではない。だが、小指などを固定点として顔面などにあてがうことは可能であり、ノミをフリーな状態で槌打することは回避したい(**図12-9**)。

　ノミの全体的な大きさについては、歯槽骨用では刃先だけでなくノミ全体も小さく、重さも軽量で細かな操作にむくように仕上げてある(**図12-10**)。一方、下顎枝の分割などに使用するノミは大きく、強い槌打にも耐えられるように堅固にできている。刃先も幅広で、ある程度大きな骨を一塊として骨切りし、分割していくのに便利である。その柄は、ノミを手のひら全体で把持するため、握ったときの感触と安定がよくなるように木調の加工が把持部に施されているものが多い(**図12-11**)。この把持部は削り出しの木ではない。木粉をエボナイト樹脂で固め、柄の形態を付与したものである。したがって、木の心地よい把持感を残したままで、木のような劣化は少なく、汚れにくく滑らない利点を有している。また、オートクレーブ滅菌後は多少湿った感じが残るものの表面的なもので、木のように濡れきってはおらず、滅菌直後からの使用が可能である。

骨ノミの把持法

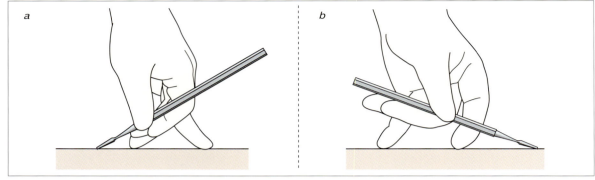

図12-8 a, b　骨ノミの基本的把持法。

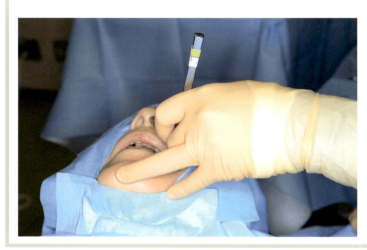

図12-9　口腔内でノミを使用する際は、顔面に手指をあてがうなど固定点を置くことを忘れてはならない。

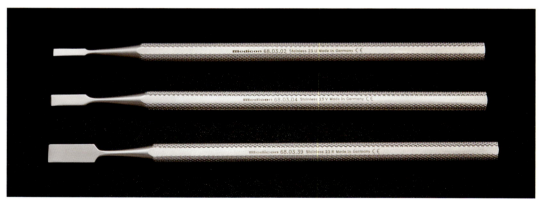

図12-10　歯槽骨用ノミ。小型で繊細である。

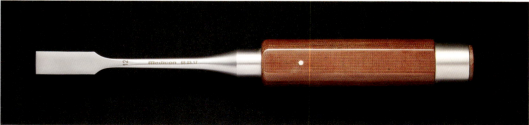

図12-11　顔面骨ノミ。把持部に木調加工を施している。

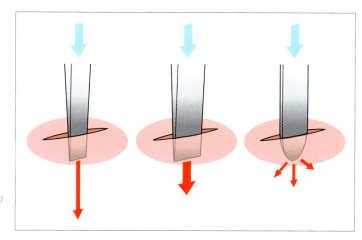

図12-12 同様の力で槌打したときの刃先の深達度と力の分散の違い。左から、幅の狭いノミ、幅の広いノミ、ボーンスプレッダー。

3 マレットについて

　マレット（槌）は、ごく軽い力でマレット自身のもつ重みとバランスを利用して、ごく軽く槌打するのが基本である。槌打されるノミを握る手は、しっかりと把持してノミが深く入りすぎないようにする。打ち込みの強さは骨質、ノミの先端の形状（**図12-12**）、視野の善し悪しなどに左右されるが、いずれの場合も最初から強い力で槌打するのではなく、加減がわかるまでは軽快なリズムで弱い力から少しずつ開始するのが無難である。

　材質は木槌、金属製の槌、金属製ではあるが槌打面のみテフロン樹脂となっているものが代表的である。基本的に、大きなノミを使った力を必要とする操作では木槌を用いる。金属製の槌は、ノミも金属製であるため槌打時に金属音が響きやすい。しかし、操作部位の感触がマレットを持つ手に直接伝わりやすく、耳鼻咽喉科の鼓室形成術などの非常に細かい操作に小型のものが使用されたり、整形外科手術でも好んで使用する医師も多い。口腔領域では、術者の好みもあるが、槌打面がテフロン樹脂になっている金属製槌が好まれる。使用感やマレットのバランスは製造メーカーの努力によるところが大きいが、テフロン樹脂はノミと接触しても高音を発しないので、顔面の局所麻酔の手術では患者の音による恐怖を少しでも軽減することができる。同じ意味で、木槌を好む術者もいる。

　マレットによる力の加減は経験を重ねて習熟してくれば問題なく行えるようになるであろう。

Chapter 13

鉤の種類と使い分け

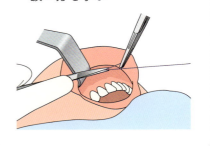

MASTER POINT
▶円滑な手術をリードする鉤の扱い方を学ぶ

1 鉤と助手との重要性

　的確で安全な手術を行うためには、十分な術野の確保が必要となる。本Chapterでは、そのための器具である鉤（retractor, Haken）について述べる。鉤は周囲組織を圧排し、術中操作によって不必要な組織損傷を与えず、手術の流れに沿って有効に手術空間を確保する役割を担っている。多くは助手が把持するため、助手の鉤のさばき方が手術内容の良否や手術時間に大きな影響を与えることになる。さらに、目の前にいる術者（指導医）は、鉤引きの様子を見て助手の手術に対する理解度や参加意識を感じ取り、当該助手が近い将来術者になるのにふさわしい人物か否かを判断することにもつながる。

2 鉤の種類

2-1　鉤の名称の由来

　鉤には、手術の種類や状況に対応するためにさまざまな形態がある。しかし、初心者はそれぞれの鉤をどのように利用するべきなのかがわからないことが多い。実際、術者に「鈍鉤！」あるいは「筋鉤！」と指示されたとき、用途の意味がよくわからないまま漫然とそれらしい鉤を差し出している場面をよく見かける。

　ここでは、まず各鉤の名称の由来を理解しておく必要があるだろう。考えてみれば単純なことで、「鈍鉤」や「筋鉤」を漢字で書けばその意味は一目瞭然である。鈍鉤は先端が鈍である鉤であり、筋鉤は筋肉を圧排する目的で作られた鉤であるとすぐに理解できる。そのように考えれば、「鈍鉤」、「筋鉤」は

爪 鉤

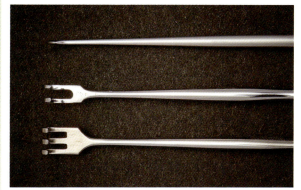

図13-1 爪鉤。上から単爪鉤、2爪鉤、3爪鉤。ここで示した単爪鉤は鋭鉤であり、他は鈍鉤である。

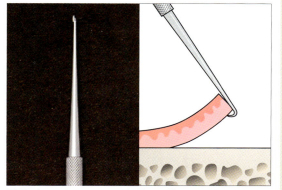

図13-2 スキンフック。組織を圧排する目的よりも、把持する目的で使用される。

同じ分類の呼称でないことにも気づくであろう。すなわち、鈍鉤はその形態に応じた呼称であり、筋鉤は圧排すべき対象に応じた呼称であることがわかる。したがって、爪鉤、扁平鉤、鞍状鉤、鋭鉤などは前者による呼び方であるし、神経鉤、肝臓鉤、腹壁鉤などは後者による呼び方であることも明瞭になる。このことを頭に入れておけば、術者が指定する鉤に迷うこともなくなる。以下に、形態に応じた呼称に従って各鉤の特徴を述べていきたい。

2-2 爪 鉤

鉤の先端が細くなっており、圧排されるべき組織との接触面積が小さいのが特徴である。爪の数に従って、単爪鉤、2爪鉤、3爪鉤と呼ばれ、圧排される組織の幅によって6爪までを使い分けることができる。また、先端の鋭さの違いから、鋭鉤と鈍鉤とに分類される（*図13-1*）。したがって、手術中の鉤の受け渡しには、両者を組み合わせて「2爪鋭鉤」「3爪鈍鉤」などと呼称すれば、指定している爪鉤がスタッフ間で明確になる。爪数が少なく先端が鋭なものは、組織を圧排することよりも把持する要素が強い。たとえば、皮膚の縫合や剥離の際に使用される単爪、あるいは2爪の鋭鉤であるスキンフック（skin hook）は、フラップ断端に掛けて把持する役割を担っている（*図13-2*）。

爪鉤の適用部位は、皮膚や皮下組織などの体表近くの浅い部位である。身体の深部では血管や重要臓器があるため、先端部分に被圧が集中しやすい爪鉤は使用すべきではない。特に鋭鉤は、先端で組織損傷を起こす可能性が高く、視野の良い浅い部分で使用したとしても強すぎる牽引力を加えないように注意する必要がある。前述のスキンフックでは、無理な力をかけて牽引できないよう把持部は梨状の柄をもたず、細く仕上げてある。指先のみでしか把持できず、強い牽引力をかけられないようにした製造メーカーの工夫である。ちなみに、スキンフックは皮膚だけでなく粘膜の把持も可能だが、口腔内は術野が狭く、鉤の出し入れ時に口唇や頬粘膜を引っ掛けて損傷させる危

険性があり、積極的には使用されない。口腔内では、鋭鉤の利点を生かし、しかも鉤の設置が内側性である有鉤鑷子でフラップを把持するほうが実際的で、周囲組織を損傷する可能性が低く安全である。また、スキンフックは術者や助手のグローブを貫き、医療者側に損傷事故が起こる危険性もある。感染防止の立場からも必要以上の使用は避けたほうがよいだろう。

2-3 扁平鉤

　扁平鉤は、各科手術でもっとも汎用される鉤の1つである。爪鉤と比較し、組織圧排の面積が広く牽引力が分散されるので、組織をより非侵襲的に扱うことができる（*図13-3*）。適当な大きさのものを選択すれば、粘膜や皮膚とともに深部組織も同時に圧排することができる。扁平鉤は、筋鉤として用いられることが多く、なかでもLangenbeck扁平鉤は筋鉤のゴールドスタンダードとも言え、各外科領域で広く用いられている。さらに、扁平鉤は先端が鈍に仕上げてあるのが特徴である。この仕上げは組織損傷の軽減に配慮していることから、小型のものは神経鉤としても使用される（*図13-4*）。

　扁平鉤はインプラント外科でも非常に便利であり、粘膜骨膜弁を内側から支えて術野を確保する場合と、縫合時に口唇のみを保護する場合との両方に使え都合がよい（*図13-5*）。ただし、Langenbeckの扁平鉤で骨膜を内側から支える場合、先端が鈍であるがために、フラップの圧排時に鉤がいつの間にか滑ってフラップ断端を上から押し付けていることがある。特に助手が鉤を把持している場合、助手からの視野が悪かったり、ふとした集中力の途切れから鉤の先端が骨面を逸脱し、フラップ上に移動する可能性が高くなる。したがって、術者、助手ともに鉤先端の位置や動き、鉤引きの方向や牽引する力の程度にはつねに気を配っていなければならない。先端が骨膜の内側や骨面を確実に捉えるには、扁平鉤よりも爪鉤のほうが滑らず確実であろう。しかし、爪鉤では前述のごとく組織損傷の問題が残ってしまう。そこで最近では、滑らず、しかも少ない組織侵襲を目指した鉤も工夫されてきている。扁平鉤の形態を守りながら先端部に山切りを施し、爪鉤の利点を生かした鉤である（*図13-6*）。ただし、これらの鉤はあくまで粘膜骨膜弁の圧排のみに使用するべきである。縫合時の口唇の圧排には、山切り構造が口唇を刺激するので共用してはならない。鉤先端が丸く、口唇粘膜に非侵襲的な従来型の扁平鉤に持ち替えるべきである。また、粘膜骨膜弁の圧排に使用している場合でも、山切りを施した鉤の先端がフラップ上に移動してくることは十分に予想されうる。そうなれば、フラップは従来型を用いたとき以上に挫滅され、この鉤を選択した意味がなくなってしまうので、助手は術前にこの山切りの意味を十分理解しておく必要がある。

　また、扁平鉤の表面性状は、極端に研磨しすぎていないものがよい。製品の中には、高級感をもたせようと鏡面仕上げを施しているものがある。しかし、手術の際にライトが反射し、術者や助手の目に入って手術の集中力をそぐことになる。

扁平鉤

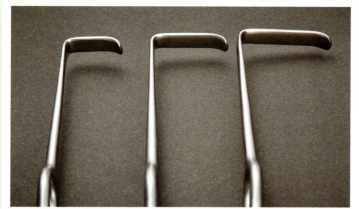

図13-3a 各種のLangenbeck扁平鉤。大きさの違いにより、左から小筋鉤、中筋鉤、大筋鉤と呼称される。

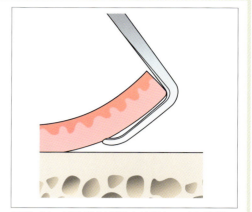

図13-3b 扁平鉤は爪鉤と比較し、広い面積で組織を圧排できる。

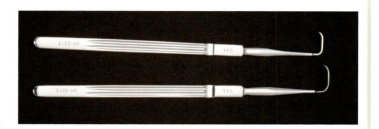

図13-4 神経鉤。

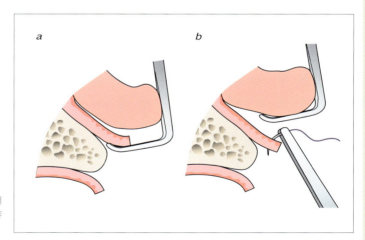

図13-5a,b 上顎前歯部における扁平鉤の使用例。*a*：粘膜骨膜弁の圧排に使用。*b*：口唇の圧排と保護に使用。

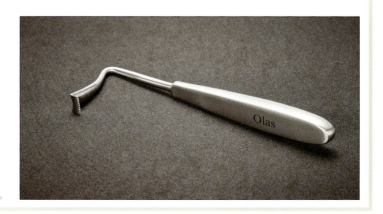

図13-6 先端に山切りを施した鉤。

チンリトラクター

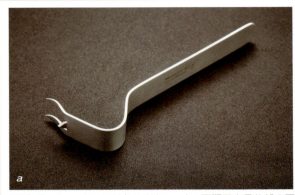
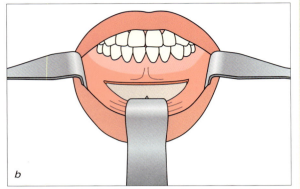

図13-7 a, b **a**：チンリトラクター。**b**：下顎正中骨体部の下縁に挿入し、オトガイ部の術野を展開する。中央がチンリトラクター。

下顎枝用リトラクター

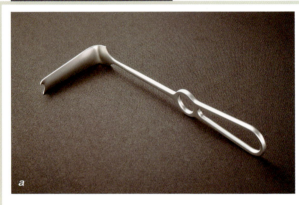
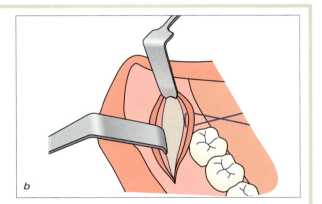
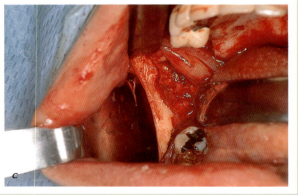

図13-8 a〜c **a**：下顎枝用リトラクター。**b, c**：下顎枝前縁を二股に分かれた鉤（下顎枝用リトラクター）の先端で挟み込み、上方に引き上げて下顎臼後部から下顎枝部にかけての術野を展開する（**b** および **c** では上方が下顎枝用リトラクター）。

2-4　インプラント外科に利用できる顎顔面外科用の鉤

①チンリトラクター（chin retractor, Kinn Halter）

　顎顔面外科では、下顎前突症や開咬症における下顎前歯部での骨形成術で利用される。インプラント外科では、これをオトガイ骨採取での術野の展開に応用することができる（*図13-7*）。ただし、鉤をオトガイ下縁の骨膜下に挿入するため、骨膜剥離が広範囲になる。したがって、骨の採取量が多量でないのなら、最小限の骨膜剥離にとどめて、Langenbeck扁平鉤で術野を展開しながら骨採取したほうが手術侵襲が少ない。

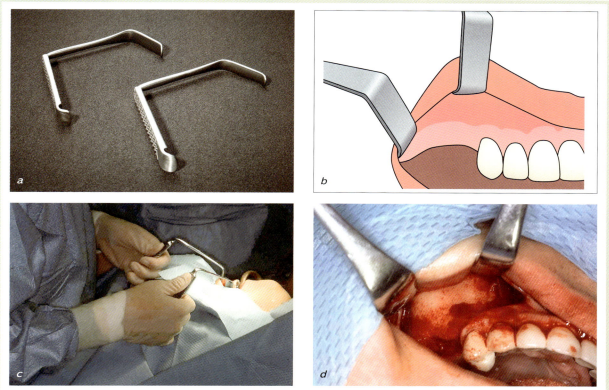

上顎洞鈍鉤

図13-9 a〜d　a：上顎洞鈍鉤。b, d：幅広、幅狭一対の鉤により、上顎洞前壁や上唇を圧排する。c：助手は脇を締めた自然体で鉤を把持できる。

②下顎枝用リトラクター（ramus retractor, Ramus Haken）

　下顎枝矢状分割術で頻繁に利用される2爪鉤である。筋突起前縁の骨稜部に2爪がまたがるようにして鉤を置き、上方に牽引して下顎枝を固定し、骨切りに備える。インプラント外科では、下顎臼後部や下顎枝前縁からの骨採取の際に役立つ（**図13-8**）。術野を上方へ展開していくと、筋突起に付着した側頭筋の腱膜が露出してくる。しかし、骨採取のための術野が十分確保されていれば、腱膜が多量に露出する位置まで剥離展開することは少ない。

③上顎洞鈍鉤（細谷）

　上顎洞根本術の際に使用する鉤で、洞前壁の術野を展開するために口腔外科や耳鼻咽喉科で伝統的に使用されてきた。コの字型の形態をもつ本鉤は、通常幅広の鉤と幅狭の鉤とが一対になっており、これら2本の鉤を使って粘膜骨膜弁や口唇を上方に展開し、術野を確保していく。より上方に引き上げたい部位の近くに幅狭の鉤を使用する。一般的には、幅狭の鉤を前方に、幅広の鉤を後方に置くと視野が広がりやすい。持ち方は、鉤の把持部の最末端部に小指を掛け、鉤全体を吊り上げるようにする。鉤の先端が効き、おのずと圧排すべき組織が上方に牽引されてくる。Langenbeck扁平鉤と比べ、把持する腕の脇を締めたままで鉤引きができるので、鉤の先端は安定し、滑ったり、逆に先を効かせすぎて組織を挫滅する可能性が低くなる（**図13-9**）。

リップリトラクター

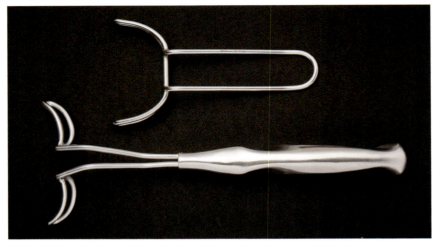

図13-10a　リップリトラクター。

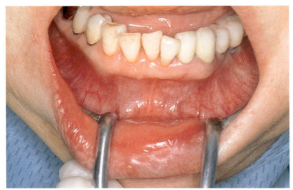

図13-10b　リップリトラクター。片手で広範囲の術野を展開できる。

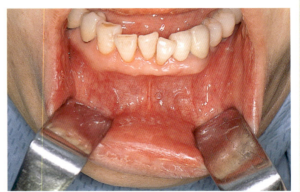

図13-10c　扁平鉤。限局した手術部位の展開に役立つ。また、ドリリング時の回転するバーに対して粘膜の保護が行える。

欧米では洞前壁の術野の展開にはLangenbeck扁平鉤を用いることが多いが、脇を締め、自然体を重んじる日本の手術では、この「細谷の鈍鉤」が好まれることが多い。インプラント外科では、そのアプローチの部位が上顎洞前壁であるサイナスリフトで有効利用される。

2-5　その他の鉤

①リップリトラクター（lip retractor, Vestibulum-Haken）

　上顎または下顎の口腔前庭に挿入し、一度に全顎を展開できるアーチ状の鉤である（**図13-10a**）。全顎でインプラント手術を行う際に、顎堤全体を見渡すことができ便利である。ただし、外国製品の中には日本人、特に女性の無歯顎患者には大きすぎて、口腔内への鉤の挿入に難渋するものもある。助手の手が足りるのであれば、2本の扁平鉤を使用して術野を展開したほうが、口唇や口角が無理に牽引されず、患者は楽な場合も多い（**図13-10b**）。

縫合糸の切断における術者と助手との関係

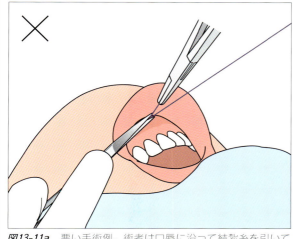

図13-11a 悪い手術例。術者は口唇に沿って結紮糸を引いており、助手は口唇が邪魔になって結紮糸を切断しにくい。また、口唇の保護を怠っているためハサミで口唇粘膜も同時に損傷する可能性が高い。

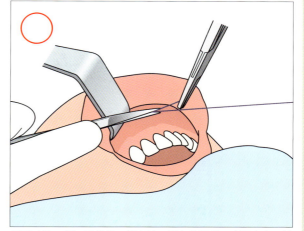

図13-11b 良い手術例。術者は口唇と歯槽部の中間方向に結紮糸を引いており、助手がハサミを操作しやすいように空間を確保している。また、助手は鉤を用いて口唇を圧排し、周囲の軟組織を保護している。

3 鉤持ちをする手術助手の心構え

貴院で手術を行う際、鉤持ちはどのように行われているだろうか。

（1）術者が自分で鉤を持つ
（2）通常は助手が鉤を持ち、ドリリングや骨移植などの肝心なところは術者が鉤を持つ
（3）すべて助手に任せる

のいずれかのパターンが考えられよう。現実的には（2）が多いものと思われるが、（3）の機会が増せば増すほど術者の助手に対する信頼度は高く、手術内容もすばらしいことが予想される。（3）の助手は術者の指導医である場合もあろうが、術者の部下か後輩である場合は、その助手は将来、術者としても優れた技術を発揮することになるだろう。なぜなら、（3）の助手は術野の作り方、状況に応じた鉤の選択、術者の行為の先読みが十分にできているからである。

一方、手術中の肝心な操作中に鉤が手術部位に不用意に移動してきたり、また術者に鉤の位置を何度も修正されるようでは、助手の役割を果たしているとは言えない。それどころか、指導医の信頼は得られず、手術を理解していないものとして、いつまでたっても術者には登用されないであろう。あるときは鉤をじっと動かさず、あるときは手術を先取りして積極的に鉤の種類や位置を変えていく姿勢が大切である。一方、術者も助手に対して気配りを怠ってはならない。術者と助手の"阿吽の呼吸"があってこそ、優れた手術が成り立っていくのである（**図13-11**）。

Chapter 14

特　講
―外科手技の基本をより深く知るために―

執筆：行木英生

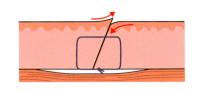

MASTER POINT
▶臨床解剖、切開、止血、剥離操作、縫合を理解する

はじめに

　手術手技に必要な基本的な要素はどの分野にも共通するものだが、ここでは頭頸部外科領域の手術手技に対する基本的な考え方と実践について話を進める。具体的な手術手技は本書の中ですでに十二分に述べられているので、各Chapterを参照されたい。

1　手術に対するコンセプト

　手術とは、生きている人を対象に行われる外科的治療である。そういう意味から手術の基本的コンセプトは、切開（開始）から縫合（終了）までの間に行われる各種の操作をできるだけ短時間で正確に、そして副損傷がないように慎重に行ったうえで、患者の苦痛を取り除き、目的とする良い結果、すなわち機能の改善をともなった結果を示すことである。それでは副損傷なく手術をするために求められている要素は何か。

　第1の要素として、外科的解剖学（臨床解剖）の知識の多寡と技術の正確さが、もっとも重要な要素として挙げられる。その知識の多寡は、術者に外科手術の限界を認識させ、限界から生じるリスクを最小限にするはずである。また同時に、その知識にのっとった正確で緻密な技術は、良い手術結果を予測させる。臨床解剖を理解するには基礎解剖を十分に理解していなければならない。当然のことながら臨床解剖は生体が対象なので、血管の存在する組織を切開すれば出血し、運動神経を刺激すれば対応する筋肉が収縮し、何よりも体温があるということが死体で行う基礎解剖とは大きく異なることを念頭に置いておかなければならない。

第2の要素は手術時間の多寡である。皮膚あるいは粘膜で覆われていた組織が切開を受けると同時に手術が終了するまでの間、術野は外界の空気にさらされ、新しい環境の中でホメオスタシスを保つことを要求されることになる。この新しくでき上がった環境の中で、生体にとってもっとも被害を大きくするものは組織の乾燥である。注意深い術者ほど組織の乾燥に気を配り、助手に指示をしてその予防策を講じている。したがって、手術時間が短ければ短いほど、生体への影響は少ないと言える。

　第3の要素は、手術の結果とおおいに関係がある術後の創傷治癒をつねに考えながら手術を進めることである。良い創傷治癒に至らない手術は、広い意味での副損傷を起こしていると考えるべきである。

　第4の要素はチームワークである。術者、助手、手洗い看護師、外回り看護師、麻酔医、およびその他の関係者の間でそれぞれの連携がうまくいかないと手術の進行は術者の思うようには運ばないので、手術の副損傷が生じる可能性が出てくる。術者には、患者とチームのメンバーに対する思いやりと信頼、および手術への集中力が必要である。

　このような要素から、外科医としての善し悪しは、患者の苦痛を取り除いて副損傷のない手術をし、目的とする良い結果、すなわち機能の改善をともなった結果を示すことができたか否かで判定されることが多い。副損傷のない手術をするための要素の第1に、外科的解剖学の知識と技術の習得の重要性を挙げたが、機能の改善をともなった結果を示すためには、この解剖学の知識の中に当然機能についての知識も認識されていなければならない。すなわち、臨床解剖とは形態と機能の解剖ということが言える。

　基本的な考え方はこのくらいにして、実際の手術手技について、よく言われているたとえを基に考えてみたい。

2　切　開

2-1　切開は必要にして十分の長さが必要

　切開の長さは、剥離する範囲と手術操作の及ぶ深さで規定されるので、切開の長さが不十分であると、術野の展開を過度の力を加えて果たそうとすることになり、切開あるいは剥離面に過度の緊張が加わることになる（筋鉤で力いっぱい引っ張っている光景を想像してみる）。このことは、結果として組織の損傷につながる。さらに、術野が十分に展開されないということは視野が悪いということだから、深部の血管や神経の不用意な損傷や不十分な止血による血腫形成を引き起こす確率が高くなる。逆に、切開が大きすぎると術野の展開は容易であるが、創傷の範囲がそれだけ大きいわけだから、瘢痕形成などの創傷治癒上の問題を残す可能性が生じる。したがって、切開の長さは必要にして十分ということが求められるが、初心者のうちはやや大きめの切開を心がけておいたほうがよいだろう。すなわち、小さな切開創で過度の緊張は組織を損傷し、視野の悪さは手術副損傷の頻度を高めるだけである。

切開面に対する切開角度

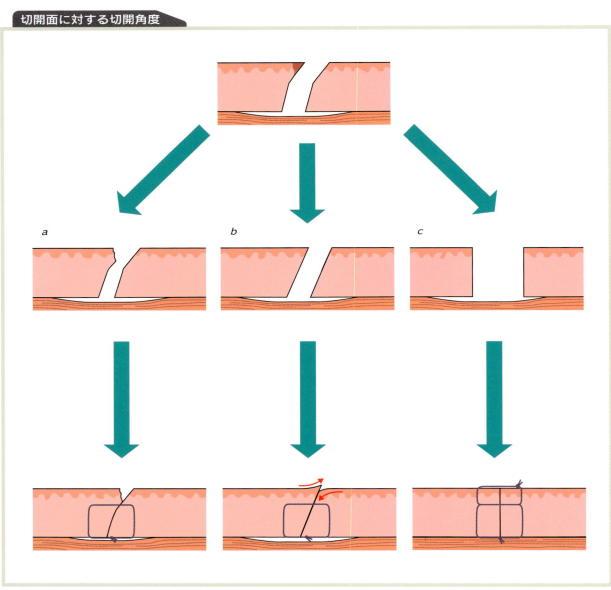

図14-1 切開面のきれいな創傷治癒を得るために。
a：鋭角側の皮弁辺縁の血行不良により壊死部が脱落すると、縫合時に皮膚面（粘膜面）が正確に合わなくなる。
b：切開面に角度がついていると、鋭角側が縫合時に浮き上がる。
c：対策としては切開面を直角にリシェイプする。

2-2　きれいな創傷治癒ははじめの切開が肝心

　切開は、切開面に対して基本的に垂直に行う。皮膚、あるいは粘膜の切開が、切開面に対して斜めに入ると鋭角側の弁辺縁の血行が悪くなり、部分壊死の確率が高くなる。また、縫合時に切開面どうしが正確に合わなくなることによって（**図14-1 a, b**）醜い創傷になることが問題点として挙げられている。しかし、それが醜い創傷かどうかの認識は術者の感性によるところが大きい（**図14-1 c**）。

2-3　術後目立たない皮切創

皮切創を術後目立たないようにするためには、皮膚の割線をできるだけ横切らないようにデザインを考えることが大切である。

2-4　切開に用いるメスの用途

切開に用いるメスは切開の大きさ、深さ、切開部分の固さなどにより、No.10，11あるいは15のメスを適宜選択し、切れ味が悪くなったら即交換する習慣をつけることが大事である。

3　出血と止血

3-1　出血

生体の組織を切開すれば必ず出血するし、出血すれば術野は見にくくなり次の操作に支障が生じる。さらに、組織間に赤血球が侵入すると、術野に多少なりとも線維化が生じて組織が硬くなり、良好な創傷治癒が得られないことがあるので、手術の全経過を通じて出血させないような、あるいは出血を最小限にするような配慮が必要である。

3-2　出血点の確認は手術の行方を左右する

手術の進行は出血に対する止血操作の正確さ、迅速さでおおいに左右される。術者が余分な出血をさせないことは当然だが、出血が生じた場合には助手が術野をうまく展開し、出血点の確認を迅速かつ確実にすることが非常に大切になる。特に顎下部アプローチにおける下顎骨の裏側での止血は、下顎骨を挙上し、牽引している筋鉤が滑って下顎骨に付着している筋肉を損傷したり、余分な出血を起こしたりすることがよくあるので、この部位では助手の集中力とともに、術者も素早く出血点を確認して止血を行う能力が試される。

ピンポイント止血操作

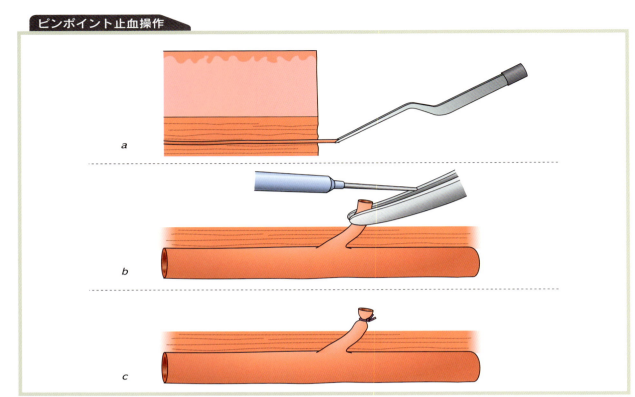

図14-2 a～c ピンポイント止血操作。*a*：バイポーラ電気凝固、*b*：電気メス凝固、*c*：結紮。

3-3 止血手段の選択は手術の進行と創傷治癒を左右する

　出血点が確認できたら止血操作に入るわけだが、出血の部位、状況により適切な止血の手段を選ぶ必要がある。基本的には、出血している血管に対するピンポイントでの止血操作である（*図14-2*）。出血点周囲を大きくつまむとそれだけ組織の損傷が大きいと考えられるからである。止血手段としては、凝固と結紮が汎用されているので、その2つの手段を中心にいくつかの状況を考えてみよう。

　（1）皮膚あるいは粘膜の表面に近い場合、出血している血管は細いことが大部分であるから、第一選択は、皮膚あるいは粘膜を反転させ、出血点をピンポイントで凝固止血できるバイポーラが最適である。ただし、皮膚あるいは粘膜表面に、凝固壊死の影響が現れるような高出力での電気凝固はしないように心がける。モスキートペアンで挟んだ血管を結紮する場合は4-0程度の細い絹糸で結紮し、糸が創面から露出しないように短く切る。電気メスによる凝固は要注意である。

　（2）血管がある程度以上太い場合は、動静脈にかかわらず3-0絹糸による結紮を行う。特に、術野深部からの出血の場合は、当該血管周囲の神経やほかの組織を結紮の中に巻き込まないように注意する。さらに、周囲の組織とともに結紮したときには、血管に対する糸の結紮力が弱くて、糸が外れる可能性を念頭に置いておく必要がある（*図14-3*）。

　（3）静脈でも血管壁の接線方向の損傷で断面積が大きい場合、血管壁の張力のためにペアンで挟んだ結紮では糸がはじけて結紮が外れることが多いので、針付きの血管縫合糸（5-0 monofilament）での連続縫合が適している（*図14-4*）。

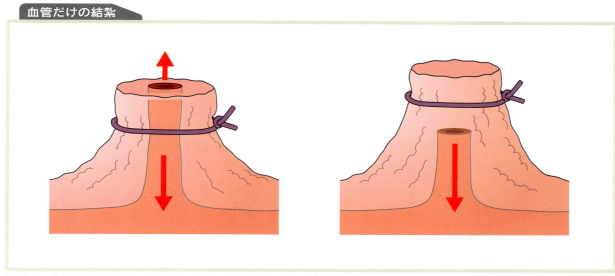

図14-3 血管周囲に組織をつけて結紮すると、結紮のループから血管だけが抜けて血管結紮の目的を達成しないことがある。

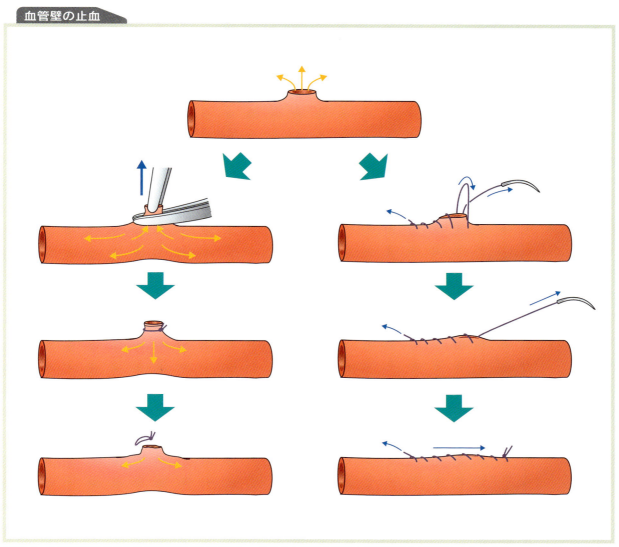

図14-4 血管壁の張力のために結紮では外れやすい。針付き血管縫合糸による連続縫合が確実に止血できる。──▶は張力の強さを示す。

骨ろう

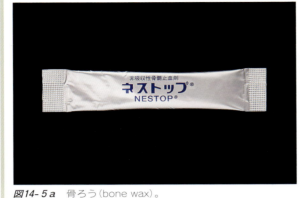

図14-5a　骨ろう(bone wax)。

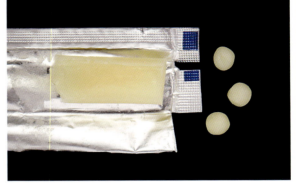

図14-5b　適当な大きさにし、骨面にこすりつけて止血する。ブロック骨採取後の止血に有効である。

各種スタンツェと操作法

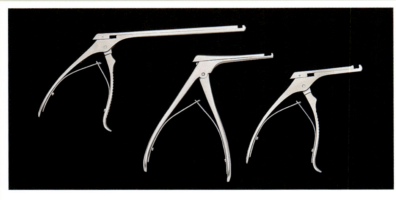

図14-6a　左から蝶形骨洞用、上顎洞用、止血用スタンツェ。

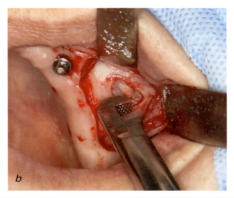

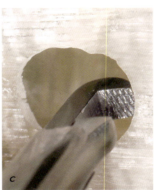

図14-6b, c　止血用スタンツェの操作法。骨把持面どうしで上顎洞壁をつかみ、圧挫して止血する。

（4）神経、血管壁に近い部位での止血は、まず出血点がこれらの組織の上にあるのか、離れているのかを区別して、離れていれば、神経、血管壁を湿ったガーゼで覆ってバイポーラでピンポイント凝固する。壁上からの出血のときは、もともと細い血管からの出血であるから、ガーゼによる圧迫止血で十分コントロールできる。

（5）骨面からの出血に対しては、骨ろう(bone wax)による止血が第一選択である(*図14-5*)。

（6）上顎洞底挙上術における上顎洞壁内の血管からの出血に対しては、止血用スタンツェによる圧挫で対応する(*図14-6*)。

（7）血管周囲の組織の損傷という点から考えると、電気メスによる出血組織への直接的電気凝固が止血の一手段として、いろいろな状況下で行われていると思われるが、モスキートペアンによるピンポイントの電気凝固以外は好ましくない。

4 剥 離

4-1 切開操作

皮膚あるいは粘膜の切開に続いて、臨床所見および画像所見から目的の層まで何層か切開をすることになる場合には、皮膚切開と同じ切開面で、皮膚以下の軟部組織を垂直に切開する。目的の層に到達したら広く術野を展開するためにその層に沿って剥離する。

4-2 剥離の手段と剥離操作

剥離のための器具としては、メス、電気メス、ハサミ、モスキートペアンなどの鉗子類、あるいは剥離子が用いられているが、鋭的な剥離と鈍的な剥離とでも用いる器具が異なる。剥離の層を間違えなければ、鋭的でも鈍的でも剥離は順調に進むだろうが、鋭的な剥離と鈍的な剥離の大きな違いは、剥離の先端が直視下におかれているか、やみくもな操作となっているかということである。浅く広い術野においては、解剖にのっとった正確で緻密な剥離、愛護的な操作、出血に対する即座の対応や安全性などの点でメスによる鋭的な剥離は優れている。電気メスは、切開と止血を同時に行いながらの剥離ができることが利点であるが、出力に注意して行う必要がある。ハサミ、モスキートペアンなどの鉗子類、あるいは剥離子による鈍的な剥離は、深く狭い術野に適している。

4-3 Traction と Counter traction

剥離するうえで大事なことは、術者と助手が術野に余分な緊張を加えずに適宜組織を牽引し、術野を展開することである。剥離面上にある神経、血管は剥離の深さの重要な指標であり、これから先、どの部分を剥離していけば目的に到達するかの助けになる。いずれにしても、臨床解剖と直視下での剥離操作が決め手である。

5 縫合と結紮

　縫合する組織は、基本的には同じ層どうしで縫合する。筋層、皮下、皮膚と下層から順番に縫い合わせていくが、合わせる層によって緊張の度合いが異なるので、縫合糸の材質、太さ、縫合間隔、組織の把持量がそれぞれ異なる。皮下の埋没縫合は、皮膚面が正確に合わさるように計算された縫合を行うが、皮膚面のズレが生じた場合には、必ず再縫合してズレの修正をする。

　口腔粘膜の縫合では、組織の厚さが薄いことと、比較的狭く深い術野での手術操作となるので、器械による縫合と結紮が求められる。縫合部位にかかってくる張力により縫合糸を選ぶ必要があるが、特に歯肉では組織に余裕のない部分が多いので 4-0 前後の atraumatic monofilament nylon suture を用いての器械縫合と結紮に習熟することが不可欠である。針の進め方は、可動性の大きい組織から少ない組織へ移動させることが原則である。可動性の少ない組織から始めると、縫合針を刺入する動作の最中に、針でこの組織を挫滅する危険性があるからである。

　粘膜弁の縫合では弁の基部に過度の緊張が加わらないように弁のデザインを工夫し、また周囲組織を剥離して弁への張力を減らしておく。

おわりに

　本書の中で、具体的な手術手技はすでに十二分に述べられてきたが、本 Chapter では読者がすでに知っているであろう基本的なことの中から重要な点を再確認する意味で、理論的な理解を深めるために再度取り上げた。

参考文献

1. Schluger S, Yuodelis RA, Page RC, et al. Periodontal Disease. 2nd ed. Philadelphia: Lea & Febiger, 1996.
2. Rosenquist B. A comparison of various methods of soft tissue management following the immediate placement of implants into extraction sockets. Int J Oral Maxillofac Implants 1997; 12: 43-51.
3. Gomez-Roman G, Schulte W, d'Hoedt B, Axman-Krcmar D. The Frialit-2 implant system. Five-year clinical experience in single-tooth and immediately postextraction applications. Int J Oral Maxillofac Implants 1997; 3 (12): 299-309.
4. Macphee T, Cowley G. Essentials of periodontology and periodontics. 上原和之(訳). 歯周疾患の基礎と臨床. 東京：学建書院, 1979.
5. 河奈裕正, Wagnar W, Wahlmann U-W, 朝波惣一郎. 上顎インプラント第一手術における局所トラブルとその対策. 特集：インプラント―第一次手術時の考慮点を探る. Quintessence DENT Implantol 1997; 4 (5): 52-63.
6. 河奈裕正. インプラント埋入時の神経損傷. 特集：歯科治療において神経損傷を起こさないための注意点. 歯科治療　1996; 10(4): 15-24.
7. Bootz F, Muller GH. Mikrovaskulare Gewebetransplantation im Kopf-Hals-Bereich. Stuttgart: Thieme, 1992.
8. 奥洲二. 手術手技の基本とその勘どころ. 東京：金原出版, 1985.
9. 佐藤直志. 歯周補綴の臨床と手技. 東京：クインテッセンス出版, 1992.
10. 秋山太一郎. 最近の縫合材料の知見. 臨床外科　1975; 30: 1125.
11. Dettinger GB, Bowers WF. Tissue response to orlon and dacron sutures. Surgery 1957; 42: 325.
12. Chiche G, Pinault A. Esthetics of anterior fixed prosthodontics. Chicago: Quintessence Pub, 1994.
13. McGregor IA. Fundamental techniques of plastic surgery. Edinburgh: Churchill Livingstone, 1980.
14. 朝波惣一郎, 笠崎安則. 手際のいい智歯の抜歯. 東京：クインテッセンス出版, 1988.

索　引

あ
編み糸 …………………… 48

い
ePTFE 糸 …………… 51, 96
inverting suture　38, 40, 53
糸固定部 ………………… 45
糸付き縫合針 …………… 26

う
ウェブスター型持針器
　………………… 27-30, 34

え
everting suture
　………………… 38, 40, 53-55
エクスパンデッド・ポリテトラ
　フルオロエチレン …… 51
鋭鈎 …………………… 107
　単—— ………… 22, 107
円周運動 …………… 35-37
円刃刀 ………………… 12

お
オーシャンピンチゼル … 100
オステオトーム（骨切り刀）
　………………… 99, 101
オトガイ孔
　……………… 21, 23, 86, 89
オトガイ骨 ……… 101, 110
オトガイ神経
　……………… 22, 86-89, 101
オルセンヘガール ……… 32

か
かがり縫い法 …………… 54
カストロビエホ型持針器
　………………… 30, 33

下顎頬小帯切離移動術　86-87
下顎枝用リトラクター … 111
回転運動 …………… 35-36
解剖
　基礎—— ………… 114
　臨床—— ………… 114
角ノミ …………… 99-101
角針 …………………… 42
眼科剪刀 ……… 70, 72, 74
顔面骨ノミ …………… 104

き
Kilner 型持針器 ………… 31
生糸 …………………… 48
器械結び
　………… 26, 34, 60-64, 66
基礎解剖 ……………… 114
逆三角針 ……………… 42
吸引管 ………………… 22
頬小帯 ………………… 86
強弯針 ……………… 40-41
筋鈎 ………………… 106-107
　小—— ……………… 109
　大—— ……………… 109
　中—— ……………… 109

く
Cooper 剪刀
　………… 70, 72, 79, 91
クライルウッド ……… 32

け
形成剥離剪刀　70, 74, 82, 89
血管結紮 ………… 118, 119
結紮 …………………… 60
　血管—— ……… 118, 119
結節縫合法 …………… 54
絹糸 … 46, 48, 90, 91, 118
　硬性—— …………… 48
　軟性—— …………… 48

こ
Goldman-Fox 剪刀 ……… 76
コントロールリリース針　69
硬性絹糸 ……………… 48
鈎 ……………………… 106
　鋭—— ……………… 107
　単—— ………… 22, 107
　筋—— ………… 106-107
　小—— ……………… 109
　大—— ……………… 109
　中—— ……………… 109
　神経—— …… 108, 109
　爪—— ……………… 107
　鈍—— ………… 106-107
　上顎洞—— ………… 111
　扁平—— …… 108, 109
　Langenbeck ——
　　………………… 108-112
骨移植 ………………… 22
骨切り刀（オステオトーム）
　………………… 99, 101
骨ノミ
　顔面—— …………… 104
　歯槽骨用—— ……… 104
骨膜 …………………… 20
骨膜剥離子 ………… 20-21
骨ろう …………… 120, 121

さ
サイナスリフト …… 22, 112
三角針 ………………… 42
　逆—— ……………… 42
　標準—— …………… 42

し
Gillies 型持針器 ………… 31
止血 …………………… 117
　——用スタンツェ　120, 121
　ピンポイント—— …… 118
歯間乳頭部 …………… 21
歯槽骨用ノミ ………… 104

歯肉溝内切開 …………… 19
歯肉剪刀 …………… 70, 76
歯肉弁根尖側移動術
　………………… 16, 17
持針器 …… 26-33, 34-37
　ウェブスター型――
　………… 27-30, 32, 34
　オルセンヘガール …… 32
　カストロビエホ型――
　………………… 30, 33
　クライルウッド ……… 32
　ハサミ付き―― ……… 31
　ヘガール型―― ……… 27
　マチウ改良型 ………… 33
　マチウ型―― …… 27, 33
　メイヨーヘガール …… 32
　ライダー ……………… 33
　Gillies 型―― ………… 31
　Kilner 型―― ………… 31
弱弯針 ………………… 40-41
出血 ……………………… 117
小筋鉤 …………………… 109
上顎洞鈍鉤 ……………… 111
上皮除去有茎結合組織移植
　（ロール法） … 16, 57, 58
神経鉤 …………… 108, 109
神経損傷 ………………… 21

す
Spencer 剪刀 ……… 77, 97
スウェッジ ……………… 45
スキンフック ……… 22, 107
スタンツェ ……………… 120
　止血用―― ……… 120, 121

せ
セリシン ………………… 48
切開 ………… 12, 114-117
　歯肉溝内―― ………… 19
　粘膜骨膜―― ………… 18
鑷子 ……………………… 22
　フック―― …………… 25
　無鉤―― ……… 22, 23, 24
　有鉤―― …… 22-25, 108
穿孔 ……………………… 21

尖刃刀 …………………… 12
剪刀 …………… 70, 80, 90
　眼科―― ……… 70, 72, 74
　形成剥離――
　………… 70, 74, 82, 89
　歯肉―― ………… 70, 76
　抜糸―― ………… 70, 77
　Cooper ――
　………… 70, 72, 79, 91
　Goldman-Fox ―― …… 76
　La Grange ―― ……… 76
　Metzenbaum ―― …… 72
　Spencer ―― …… 77, 97

そ
ソーイング操作 ………… 18
ソフトナイロン糸 ……… 50
爪鉤 ……………………… 107
創傷治癒 …………… 52, 116

た
ダイヤモンドジョー … 28-29
ダイヤモンドチップ加工　76
大筋鉤 …………………… 109
体部 ……………………… 45
単鋭鉤 ……………… 22, 107

ち
チンリトラクター ……… 110
中筋鉤 …………………… 109
直接的電気凝固 ………… 121
直針 ……………………… 40

つ
槌（マレット） ………… 105

て
ディスポーザブル製品 … 12
電気凝固
　直接的―― …………… 121
　バイポーラ―― … 118, 120
　ピンポイント―― … 120, 121

電気メス ………………… 121

と
triangular flap ……… 54-56
鈍鉤 ………………… 106-107
　上顎洞―― …………… 111

な
№10メス …………… 13, 117
№11メス ………………… 117
№15メス ……… 12, 20, 117
ナイロン糸
　……… 46, 49, 51, 90, 91
　ソフト―― …………… 50
軟性絹糸 ………………… 48

に
粘膜骨膜切開 …………… 18
粘膜骨膜弁 ………… 17, 20
粘膜歯肉境 ……………… 15
粘膜剥離子 ………… 20-21
粘膜弁 …………………… 20

の
ノミ ……………………… 98
　角―― …………… 99-101
　骨――
　　顔面―― …………… 104
　　歯槽骨用―― ……… 104
　丸―― ………………… 99
ノンキャピラリー ……… 49

は
バイポーラ電気凝固　118, 120
ハサミ付き持針器 ……… 31
剥離 ………………… 20, 121
剥離子 ……………… 20, 121
　骨膜―― ………… 20-21
　粘膜―― ………… 20-21
抜糸 ………………… 94-97
抜糸剪刀 …………… 70, 77
針先 ……………………… 45

針付き縫合糸 …………… 34	縫合法	遊離結合組織移植
瘢痕 ……… 15, 21, 52-53	結節—— ………… 54	……………… 16, 57, 58
——形成 ………… 15-16		遊離粘膜移植 ………… 16
——収縮 …… 16, 52-53	**ま**	
	マイクロサージェリー用メス	**よ**
ひ	………………………… 19	より糸 ………………… 48
ピンポイント電気凝固	マチウ改良型 ………… 33	
………………… 120, 121	マチウ型持針器 …… 27, 33	**ら**
ピンポイント止血 ……… 118	マレット（槌） ………… 105	La Grange 剪刀 ………… 76
鼻腔底 ………………… 21	丸ノミ ………………… 99	Langenbeck 扁平鉤 108-112
標準三角針 …………… 42	丸針 …………………… 42	ライダー ……………… 32
ふ	**む**	**り**
フィブロイン線維 ……… 48	無鉤鑷子 ……… 22, 23, 24	リップリトラクター …… 112
フック鑷子 …………… 25		リトラクター
フラップ …………… 21, 22	**め**	下顎枝用—— ……… 111
部分層弁 ……………… 84	Metzenbaum 剪刀 ……… 72	チン—— …………… 110
	メイヨーヘガール ……… 32	リップ—— ………… 112
へ	メス ……………… 12, 82	臨床解剖 ……………… 114
ヘガール型持針器 ……… 27	電気—— …………… 121	
ペリオトーム …………… 19	No.10—— ………… 13, 117	**れ**
扁平鉤 …………… 108, 109	No.11—— …………… 117	Rehrmann plasty
Langenbeck ——	No.15—— …… 12, 20, 117	……………… 15, 54, 56
………………… 108-112	マイクロサージェリー用——	
	………………………… 19	**ろ**
ほ		ロール法（上皮除去有茎結合組
ボーンスプレッダー …… 105	**も**	織移植） ……… 16, 57, 58
縫合 …………………… 114	モスキートペアン ……… 121	
縫合結節 …………… 91-92	モノフィラメント … 49, 91	**わ**
縫合糸 ……………… 46-47	毛細管現象 …………… 48	弯曲針 ………………… 35
針付き—— ………… 34		弯刃刀 ………………… 12
縫合針 …………… 35, 40	**ゆ**	
糸付き—— ………… 26	有鉤鑷子 ……… 22-25, 108	
縫合創 ………………… 52		

著者略歴

河奈　裕正（かわな　ひろまさ）

1988年	東北大学歯学部卒業 慶應義塾大学医学部歯科・口腔外科学教室 入局
1990年	国家公務員共済組合連合会立川病院歯科口腔外科 医員
1991年	清水市立病院口腔外科 医員
1993-94年	ドイツ・ヨハネスグーテンベルク大学口腔顎顔面外科および歯科外科 客員研究員　Prof. Wagner に師事
1994年	慶應義塾大学医学部歯科・口腔外科学教室 助手
2007年	慶應義塾大学病院歯科・口腔外科 診療副部長
2012年	慶應義塾大学医学部歯科・口腔外科学教室 准教授

〈主な著書〉
インプラント治療に役立つ外科基本手技―切開と縫合テクニックのすべて―．クインテッセンス出版，2000．日本語版（編著），韓国語版（Lee Y-C 訳）／Ultimate Guide IMPLANTS．医歯薬出版，2004．（共編著）／the Quintessence インプラント YEAR BOOK 2004-2005合併号，クインテッセンス出版，2005．（共著）／薬'08/'09，薬'10/'11，薬'12/'13．（同）2008，2010，2012．（共著）／一般臨床家，口腔外科医のための口腔外科ハンドマニュアル'08，'09，'13．（同）2008，2009，2013．（共著）／長期安定インプラント治療．（同）2010．（共著）／インプラント修復の臨床基本手技．2 外科．デンタルダイヤモンド社，2012．（編著）／口腔顔面痛の診断と治療ガイドブック．医歯薬出版，2013．（共著）／Implant Dentistry Encyclopedia．クインテッセンス出版，2014．（共著）／ほか

朝波惣一郎（あさなみそういちろう）

1966年	東京歯科大学卒業 慶應義塾大学医学部歯科・口腔外科学教室 助手
1979年	慶應義塾大学医学部歯科・口腔外科学教室 講師
1984年	慶應義塾大学医学部歯科・口腔外科学教室 准教授
1988年	ドイツ・ヨハネスグーテンベルク大学口腔顎顔面外科 留学　Prof. Sheunemann に師事
1999年	中国遼寧中医大学 客員教授
2007年	国際医療福祉大学三田病院歯科口腔外科 教授
2012年	国際医療福祉大学臨床医学研究センター 教授
2012年（～現在）	山王病院 歯科口腔外科
2014年	国際医療福祉大学臨床医学研究センター 客員教授

〈主な著書〉
歯科医院の院内感染の予防と対策．クインテッセンス出版，1995．／智歯の抜歯ナビゲーション．（同）2003．（共著）／日常歯科臨床のこんなときどうする 口腔外科編．（同）2004．（共著）／薬'06/'07．薬'08/'09．薬'10/'11．薬'12/'13．（同）2005．2008．2010．2012．（共編著）／イラストでみる口腔外科手術．第1巻．第2巻．第3巻．（同）2010．2011．2013．（共編著）／一般臨床家，口腔外科医のための口腔外科ハンドマニュアル'11，'13，'14．（同）2011，2013，2014．（共編著）／これならわかるビスフォスフォネートと抗血栓薬投与患者への対応．（同）2011．（共著）／そのままつかえる照会状の書き方．（同）2013．（共著）／ほか

行木　英生（なめき　ひでお）

1968年	慶應義塾大学医学部卒業 慶應義塾大学医学部耳鼻咽喉科学教室 入局
1978年	国立栃木病院耳鼻咽喉科 医長
1990年	静岡赤十字病院耳鼻咽喉科 部長
1994年	慶應義塾大学医学部 非常勤講師
1999年	静岡赤十字病院 副院長
2001年	静岡赤十字病院 院長 慶應義塾大学医学部 客員教授
2012年	静岡赤十字病院 名誉院長

〈主な著書〉
耳鼻咽喉科・頭頸部外科 MOOK18；鼻の手術．金原出版，1991．（共著）／頭頸部がんの境界領域における治療法の最新の進歩．協和企画通信，1996．（共著）／耳鼻咽喉・頭頸部手術アトラス（下巻）．医学書院，2000．（共著）／CLIENT21；21世紀耳鼻咽喉科領域の臨床12．鼻．中山書店，2000．／同17．頭頸部腫瘍．（同）2000．（共著）／耳鼻咽喉科てこずった症例のブレークスルー．中山書店，2013．（共著）／ほか

【掲載器材一覧】

Chapter	図番号	名称	取扱先	Chapter	図番号	名称	取扱先
1	図1-1	柄付きディスポーザブルメス	②ほか	9	図9-1a	各種剪刀	②
1	図1-13a	No.15 ディスポーザブルメス	②ほか	9	図9-4	Metzenbaum 剪刀	②
1	図1-13b	マイクロサージカルスカルペル	⑧	9	図9-7a	Goldman-Fox 剪刀	②
2	図2-2a, b	骨膜剥離子	②	9	図9-7b	眼科剪刀	②
2	図2-2c	粘膜剥離子	②	9	図9-8b	La Grange 剪刀	②
2	図2-4a	吸引管（ディスポーザブルチップ）	⑮	9	図9-9	Spencer 剪刀	②
2	図2-4b	吸引管（先端の丸いもの）	⑦	9	図9-10a, b	スーチャーカットトリムバー	③
2	図2-5a, b	有鈎鑷子、無鈎鑷子	②	9	図9-11	各種剪刀	②
3	図3-1a	マチウ型持針器	②	12	図12-1	各種ノミ	②
3	図3-1b	ウェブスター型持針器	②	12	図12-3	オーシャンビンチゼル	⑬
3	図3-7	カストロビエホ型持針器	②	12	図12-6a	骨切り刀	②
3	図3-8	オルセンヘガール	⑭	12	図12-6b	角ノミ	②
3	一般持針器総覧	メイヨーヘガール	②	12	図12-10	歯槽骨用ノミ	②
3	一般持針器総覧	ウェブスター	⑭	12	図12-11	顔面骨ノミ	②
3	一般持針器総覧	オルセンヘガール	⑥	13	図13-1	各種爪鈎	②
3	一般持針器総覧	クライルウッド	②	13	図13-2	スキンフック	⑭
3	一般持針器総覧	ライダー	⑥	13	図13-3a	Langenbeck 扁平鈎	②
3	一般持針器総覧	カストロビエホ	②	13	図13-3b	神経鈎	②⑦
3	一般持針器総覧	マチウ	②	13	図13-5	先端に山切りを施した鈎	②
3	一般持針器総覧	マチウ改良型	⑥	13	図13-6a	チンリトラクター	②
5	図5-7	テーパーカット針	⑤	13	図13-7a	下顎枝用リトラクター	②
6	図6-6a, b	ソフロン®	⑪	13	図13-8a	上顎洞鈍鈎	②⑨⑫
6	図6-6a, b	ソフトレッチ®	④	13	図13-9a	リップリトラクター	②
6	図6-8	ゴアテックス® スーチャー	⑩	14	図14-5a	ネストップ®	①
8	図8-10a	ネスコスーチャー®	①	14	図14-6a	各種スタンツェ	②

【取扱先】
①アルフレッサファーマ株式会社　②オーラス　③オクデラメディカル　④株式会社ジーシー　⑤ジョンソン・エンド・ジョンソン株式会社　⑥高砂医科工業株式会社　⑦株式会社テーエム松井　⑧株式会社東京歯材社　⑨永島医科器械株式会社　⑩日本ゴア株式会社　⑪日本腸線株式会社　⑫株式会社ハセガワメディカル　⑬株式会社マイクロテック　⑭株式会社メディカルユーアンドエイ　⑮株式会社茂久田商会　（五十音順）

改訂新版 インプラント治療に役立つ外科基本手技
―切開と縫合テクニックのすべて―

2015年3月10日　第1版第1刷発行

著　者　　河奈　裕正／朝波惣一郎／行木　英生

発　行　人　　佐々木　一高

発　行　所　　クインテッセンス出版株式会社
　　　　　　　東京都文京区本郷3丁目2番6号　〒113-0033
　　　　　　　クイントハウスビル　電話（03）5842-2270（代表）
　　　　　　　　　　　　　　　　　（03）5842-2272（営業部）
　　　　　　　web page address　http://www.quint-j.co.jp/

印刷・製本　　サン美術印刷株式会社

©2015　クインテッセンス出版株式会社　　禁無断転載・複写
Printed in Japan　　落丁本・乱丁本はお取り替えします
　　　　　　　　　　ISBN978-4-7812-0424-6　C3047

定価はカバーに表示してあります

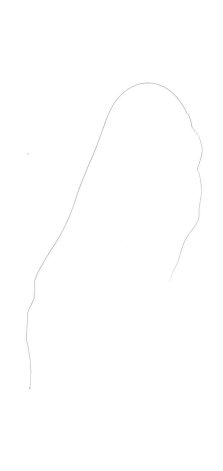